Die Dermapunktur-Fibel

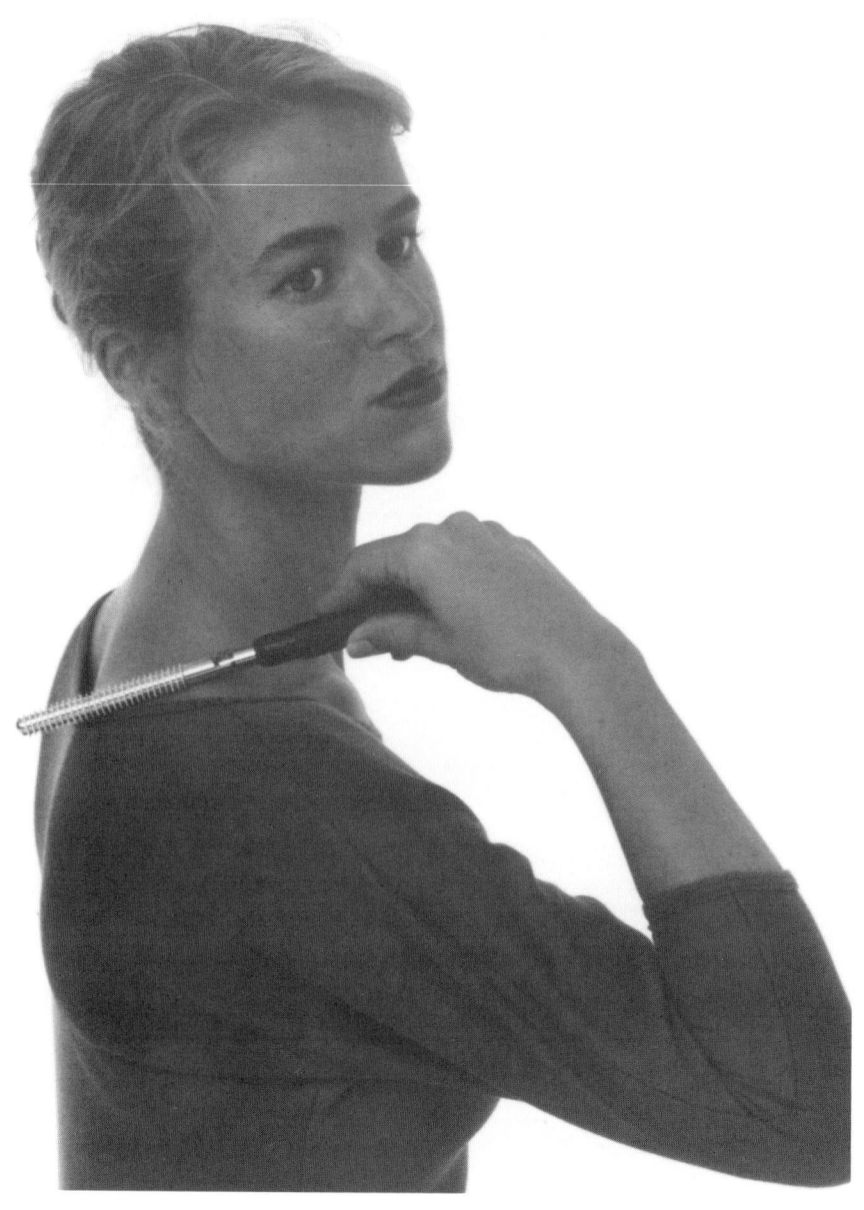

Abb. 1: Dermapunktur-Behandlung mit dem METEG-Anti-Schmerzroller 100

Prof. Dr. Manfred Rimpler

DIE DERMAPUNKTUR-FIBEL

Grundlagen und Anwendungsmöglichkeiten
der Dermapunktur-Massage
in Medizin, Kosmetik, Sport

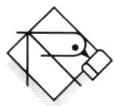 Günter Albert Ulmer Verlag, Tuningen

© by Günter Albert Ulmer Verlag
78609 Tuningen
2. Auflage 1993

Autor:
Prof. Dr. Manfred Rimpler
Rabensberg 19
30900 Wedemark

Alle Rechte der Vervielfältigung und Verbreitung
einschließlich Film, Funk, Fernsehen und Fotokopie,
auch auszugsweise, sind vorbehalten.

ISBN 3-924191-65-4

Dermapunktur-Geräte erhalten Sie in Apotheken, Sanitätshäusern
und Kosmetikfachgeschäften.

Inhaltsverzeichnis

Vorwort 7
Einleitung 9

Betrachtungen über den Schmerz 15
Ursachen des Schmerzes 15
Verschiedene Schmerzempfindungen 20
Akuter und chronischer Schmerz 22

Häufige Schmerzformen 25
Kopfschmerz – Migräne 25
Kreuz- und Gelenkschmerzen 29
Nerven- und Muskelschmerzen 32
Rheumatische Schmerzen 34

Schmerzbehandlung 38
Medikamentöse Behandlung 38
Physiotherapeutische Behandlung 40
Ernährungstherapeutische Maßnahmen 42
Hautreiz- und Stimulierungsbehandlung 44

Neue Schmerzforschung 49

Die Dermapunktur-Massage 53
Entwicklung der Dermapunktur-Massage 53
Anwendung der Dermapunktur-Massage 59
Wirkungen der Dermapunktur-Massage 66
  Schmerzen werden durch körpereigene
  Reaktionen gemindert 66
  Verspannte Muskeln werden entspannt 76
  Bessere Durchblutung der Kapillaren 77
  Der Lymphfluß im Körper wird unterstützt 79
  Das Immunsystem wird aktiviert 81

Dermapunktur-Massage und Sport 85

Dermapunktur und Cellulite 93
Erscheinungen und Entwicklungsstadien der Cellulite . . . 93
Verschiedene Ursachen, die zur Cellulite führen 96
Behandlung von Cellulite mit Dermapunktur 102
Erfahrungen und Erfolge einer Cellulite-Studie in Hamburg . 109
Verbesserung der Beschwerden nach der Behandlung mit
der Rimcell®-Dermapunktur-Methode 117

**Erfahrungsberichte aus Universitätskliniken,
Kliniken sowie von Ärzten, Bundesleistungstrainern
und Patienten** 127

Literaturverzeichnis 149

Register 153

Vorwort

Die Dermapunktur ist eine physikalische Behandlungsmöglichkeit, um Schmerzen unterschiedlicher Genese soweit zu mindern, daß Betroffene ihr Leben wieder als lebenswert erachten. Diese medikamentfreie „Hilfe zur Selbsthilfe" ist dabei so einfach, daß man die Erfolge zunächst nicht glauben möchte.

Als ich erstmals vor Jahren mit der Dermapunktur konfrontiert wurde, gab es nur sehr wenige Mitstreiter, und viele inzwischen gesicherte Erkenntnisse waren allenfalls eine Zukunftshoffnung. Heute danke ich den Herren Dr. Thomas Wessinghage und Dr. Herbert Nickol als engagierten Ärzten, mich damals für den Schmerz gewonnen zu haben. Sicher war es nicht immer leicht, die vielen Zweifler zu überzeugen, doch zahlreiche Schreiben von Schmerzpatienten waren ein Lohn, den ich nicht mehr missen mag.

Kollegen aus dem Ausland, wie die Professoren Ken H. Tachiki in Los Angeles und Augusto C. Gianoli aus Bern haben als Kliniker schon früh zu unserem kleinen internationalen Team gefunden, mich mit ihren Patientenerfahrungen immer wieder motiviert, den „Trail of Pain" weiter zu verfolgen. Als in Europa und den USA schließlich entsprechende Patente erteilt wurden, gelang der Durchbruch und die Dermapunktur fand alsbald Einlaß in bekannte internationale Schmerzzentren in Europa und den USA.

Den Weg mit geebnet zu haben, dürfen aber auch verschiedene Trainer und Betreuer von Nationalmannschaften für sich in Anspruch nehmen. Die „Nordische Kombination", das Basketballteam, aber auch Radfahrer ebenso wie Fußballspieler und viele andere Profi-Sportler haben die Dermapunktur schon im Rahmen der sportärztlichen Betreuungsmaßnahmen kennengelernt, als sie noch nicht auf „sicheren Füßen" stand. Dem Golfer Bernhard Langer gelang es, damit seine Rückenprobleme zu überwinden und wieder in die Weltleistungsspitze zurückzukehren, wie er es selbst formulierte.

Ganz besonderer Dank gilt aber auch Herrn Dr. J. Klein (Universität Köln) und Herrn Dr. J. M. Ribbat, DRK-Schmerzzentrum (Mainz), die selbst unzählige Behandlungen durchführten, dokumentierten und deren Ergebnisse mir zur Verfügung standen. Nicht zuletzt war das schließlich Anlaß, gemeinsam mit dem Medizinischen Dienst der Spitzenverbände der Krankenkassen für den IKK-Bundesverband die Dermapunktur-Klinikstudie mit Herrn Dr. Thomas Wessinghage am Reha-Zentrum Nord in Norderstedt bei Hamburg zu planen, die in naher Zukunft abgeschlossen sein wird.

Nachdem die neurophysiologische Seite bekannt war, ergab sich die Cellulite als weitere Herausforderung für die Dermapunktur. Verschiedene Pilotstudien hatten zuvor die Möglichkeiten aufgezeigt, die Sabine Lemke an der Universität Hamburg schließlich mit einer eindrucksvollen Studie belegte.

Nicht zuletzt möchte ich Herrn Günter Schweisfurth nennen, dem alle die entscheidende Beobachtung zur Entwicklung der Dermapunktur verdanken und der mir ein Freund wurde, dessen Herz der eigentliche „Motor der Dermapunktur" ist.

Meinem Sohn Dr. Christian Rimpler und besonders meiner Frau Anita bin ich sowohl für ihre Mitarbeit als auch die Geduld und den Verzicht auf Freizeit dankbar.

Prof. Dr. M. Rimpler

Einleitung

Schmerz berührt jeden, ist eine individuelle Erfahrung, ein Symptom, das uns ständig im täglichen Leben begleitet. Aus wissenschaftlichen Untersuchungen geht hervor, daß jede Frau und jeder Mann etwa siebenmal am Tag irgendwo am oder im Körper einen akuten größeren oder kleineren Schmerz erfährt. Schmerzen erleben zu können, ist jedoch auch ein notwendiger Schutzmechanismus, der den Organismus vor schweren körperlichen Schäden bewahrt. Hätte der Mensch kein Schmerzempfinden, würden Organ- und Körperschäden vielleicht völlig übersehen und er könnte dadurch in große Lebensgefahr kommen. Der Schmerz ist in den allermeisten Fällen auch der Hauptgrund, medizinische Hilfe in Anspruch zu nehmen oder einen Arzt aufzusuchen.

Wird ein Schmerzreiz ausgelöst, können sich sofort die Blutzirkulation sowie die Herzfrequenz erhöhen, sich der Blutdruck und die Atmung verändern. Der Patient wird bleich, kann eine Gänsehaut bekommen, seine Pupillen können sich erweitern und ein Angstgefühl kann ihn beklemmen. Im Gegensatz zu akuten, relativ kurzzeitigen Schmerzempfindungen gibt es jedoch auch langwierige, chronische Schmerzen.

Viele Menschen haben das Unglück, schwere chronische Schmerzen oft Jahre lang erdulden zu müssen. Sie leiden z. B. ständig an Kopfweh oder Migräne, quälen sich mit bohrenden Schmerzen in Stirn und Schläfen, mit Übelkeit und Erbrechen oder auch mit dauerhaften Kreuz- und Rückenschmerzen. Besonders chronischer Schmerz stellt nicht nur eine physische, sondern auch eine psychische Belastung dar.

Schmerzen zu lindern und zu überwinden, ist deshalb seit Urzeiten der Wunsch des Menschen. Vor vielen tausend Jahren haben die Ägypter dazu bereits einen Extrakt der Mohnblume verwendet, was schon im Alten Testament erwähnt wurde. Seit Beginn des 20. Jahrhunderts versucht man nun vor allem, mit unterschiedlichen, schmerzbetäubenden Arzneimitteln zu behandeln. Als letzten Ausweg greift man zur Durchtrennung von Nervenbahnen, die dem Schmerzsystem zugehören. Auch mit Elektrotherapien, Akupunktur und verschiedenen anderen Behandlungsmethoden wurden zahlreiche Versuche unternommen, den Schmerzpatienten gezielt zu helfen.

Heute befinden wir uns, was die Schmerzbehandlung betrifft, in einem Umdenkungsprozeß. Vermehrtes Wissen um die schmerzlindernden Mechanismen im Nervensystem und ganz neue Erkenntnisse von Behandlungsmethoden lassen uns hoffnungsvoll in die Zukunft schauen.

Einen Lichtblick besonderer Art bietet hier nun die Dermapunktur-Methode. Durch den neuartigen, medizinisch getesteten „Dermapunktur-Antischmerzroller" ist erstmals eine wesentliche Hilfe ohne unerwünschte Begleiterscheinungen gegeben. Das angestrebte Ziel einer einsetzenden Schmerzbehandlung muß nämlich nicht unbedingt immer gleich die völlige Schmerzfreiheit sein, sondern schon eine Schmerzlinderung, die es den Betroffenen erlaubt, wieder ein normales Leben zu führen, ist als erfolgreiche therapeutische Maßnahme anzusehen.

Nach J. M. RIBBAT vom DRK-Schmerzzentrum-Mainz ist mit der Dermapunktur-Massage erstmals eine physikalische Behandlungsmöglichkeit chronischer Schmerzzustände verfügbar, die ohne „Chemie" und elektrischen Strom auskommt. Gleichzeitig erlaubt die Dermapunktur-Massage eine sinnvolle Ergänzung bereits bestehender Therapiekonzepte zur Behandlung von verspannungsbedingten Schmerzen (1).

Dermapunktur ist aus dem Lateinischen abgeleitet und heißt auf deutsch, frei übersetzt, „Reizung der Haut". Die Dermapunktur-Roller sind durch speziell konstruierte Nadelrädchen (560 beziehungsweise 1 360 versilberte Nadelspitzen) in der Lage, durch sanftes, zügiges Hin- und Herrollen auf dem Hautorgan das hochentwickelte „Schmerzmeldesystem" mittels der verschiedenen Rezeptoren in der Haut auszulösen. Durch Folgeprozesse können die auf den Schmerz bezogenen Informationen zuletzt nicht mehr ausreichend weitergeleitet werden, d. h. sie sind für den Schmerz blockiert. Es kommt offenbar im Nervensystem zur Hemmung von Schmerzinformationen und zur Aktivierung von körpereigenen „Schmerzhemmsystemen". Gleichzeitig werden Haut, Bindegewebe und Muskulatur erwärmt und besser durchblutet, wird verspannte Muskulatur gelockert und entkrampft.

Amerikanische Wissenschaftler des Departments für Psychiatrie und Verhaltensforschung der University of California, Los Angeles (UCLA) kamen nach achtmonatiger Studie der Dermapunktur-Behandlung aufgrund ihrer Untersuchungen mit Probanden erstmals zu der Feststellung, daß der „Dermapunktur-Antischmerzroller" nicht nur eine deutliche Entspannung schmerzhaft verkrampfter Muskeln, eine gesteigerte Hautdurchblutung und eine erhöhte Hauttemperatur sowie eine Veränderung der vegetativen Nervenfunktion, sondern darüber hinaus noch eine positive Beeinflussung der Hirnströme auslöst (2).

Nach TACHIKI, GROVE und WEILER (UCLA) erhöht die Dermapunktur-Methode gezielt die Aktivität der Alpha-Wellen im Gehirn. Dies ist ein ganz wichtiger Befund in Anbetracht der gesicherten Erkenntnis, daß Schmerzpatienten eine deutlich geringere Alpha-Wellenaktivität aufweisen.

Ken TACHIKI, Leiter der Klinischen Psychopharmakologie und Neurochemie der UCLA, wichtet seine Befunde dergestalt, daß er die durch die Dermapunktur-Studie und insbesondere die mit Hilfe eines computergestützten EEG (Elektroenzephalogramm – Messung der Hirnströme) gewonnenen Ergebnisse als die wesentlichen Schritte des letzten Jahrzehnts auf dem Wege zur Erforschung des Schmerzes ansieht (3).

Die Dermapunktur-Methode ist jedoch nicht nur zur Behandlung von Schmerzen verschiedenster Art geeignet, sondern darüber hinaus auch eine erfolgreiche Massagetechnik für alle Freizeit-, Amateur- und Profisportler. Diese können einerseits die jeweils notwendige Regenerationsphase nach einer Belastung wesentlich verkürzen, andererseits aber auch ihre Entspannung und ihr Wohlbefinden vor einem Wettkampf deutlich verbessern. Ebenso können Akklimatisierungsschwierigkeiten und Schlafstörungen beseitigt werden. Nach dem Krafttraining oder anderen intensiven Trainingseinheiten ist durch die Dermapunktur-Massage nicht nur ein wesentlich schnellerer Abtransport der Stoffwechselprodukte der Muskulatur, die bessere Entsorgung der Matrix feststellbar, sondern auch die mentale Einstellung wird in gleicher Weise wie die

Die Anwendung der Dermapunktur-Massage

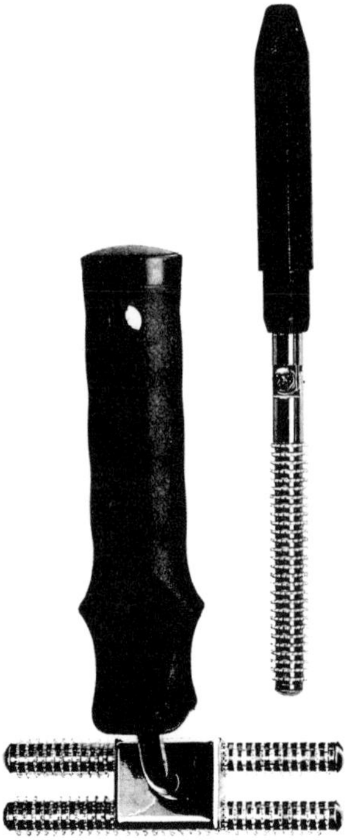

im medizinischen Bereich

Migräne, steifer Hals, Kopfschmerzen, rheumatische Schmerzen, Arthrose, Ischias, Rückenschmerzen, Wirbelsäulenbeschwerden, Kreislaufbeschwerden, Schlaflosigkeit, vegetativ bedingte Störungen, Streß, Linderungen von Asthma und Bronchitis, zur Aktivierung des Immunsystems.

im kosmetischen Bereich

Zur Vorbeugung und Behandlung von Cellulite an Beinen, Oberschenkeln, Oberarmen, Dellen an Po und Bauch, schlaffe Haut, zur Steigerung des Lymphabflusses (Lymphdrainage), zur Entschlackung des Bindegewebes.

im Sportbereich

Zerrungen, Sehnenverletzungen, Muskelkrämpfe, Muskelkater, zur Regeneration muskulärer Verspannungen, bei Tennisarm und Knieproblemen, zur Nachbehandlung von Sportverletzungen, zur Steigerung der Wettkampfbereitschaft, zur Optimierung der Aufwärmphase.

Abb. 2: Indikationen der Dermapunktur

Wettkampfbereitschaft verbessert, was als eine Art von „körpereigenem Doping" angesehen werden kann (vergl. auch Abb.4).

Im Rahmen der Behandlung von Sportverletzungen wurden die Achillessehnenreizung und Muskelverhärtungen aber auch hartnäckige Rücken- wie Knieprobleme sehr schnell beseitigt. Besonders für Tennisspieler (Tennisellenbogen) und Golfer (Rückenbeschwerden) bietet die Dermapunktur damit eine erfolgreiche und sehr einfach durchzuführende Behandlungsmöglichkeit der sportspezifischen Beschwerden.

Die Dermapunktur-Massage nimmt inzwischen auch einen ganz wichtigen Platz im Bereich der Kosmetik ein. Sie kann gezielt gegen Cellulite eingesetzt werden, die zweifelsfrei als Folge einer Funktionsminderung des Gefäßsystems bei Frauen häufig auftritt und durch begleitende Faktoren noch besonders verstärkt werden kann (4). Mangelnde Entschlackung und die Wasseransammlung im Bereich des Coriums (Lederhaut) und der Subcutis (Unterhautzellgewebe) führen schließlich zu der bekannten Beeinträchtigung im Gewebe, zu voluminösen Fettzellen und einem geschädigtem Bindegewebe.

Hunderte von versilberten Nadelspitzen regen, neben der sanften Reizwirkung, während der Dermapunkturmassage auch gleichzeitig den Lymphfluß an. Der „Abfall" aus dem Zellstoffwechsel wird aus den Geweben entfernt und die „gereinigte Umgebung der Zellen" (Matrix) gewährleistet eine Optimierung des Zellstoffwechsels.

In einer ersten, achtwöchigen Studie der Cellulite-Behandlung mit dem Dermapunktur-Roller (5) beurteilten beispielsweise 80 % der Frauen das Ergebnis mit gut bzw. sehr gut. Die Dermapunktur-Methode strafft die Haut, festigt das Gewebe und gibt dem Körper seine natürliche Schönheit zurück.

Einzelheiten dazu werden in den nachfolgenden Kapiteln der Dermapunktur-Fibel genauso ausführlich erläutert wie die erfolgreiche Durchführung der Dermapunktur-Massage für die verschiedenen Anwendungsbereiche.

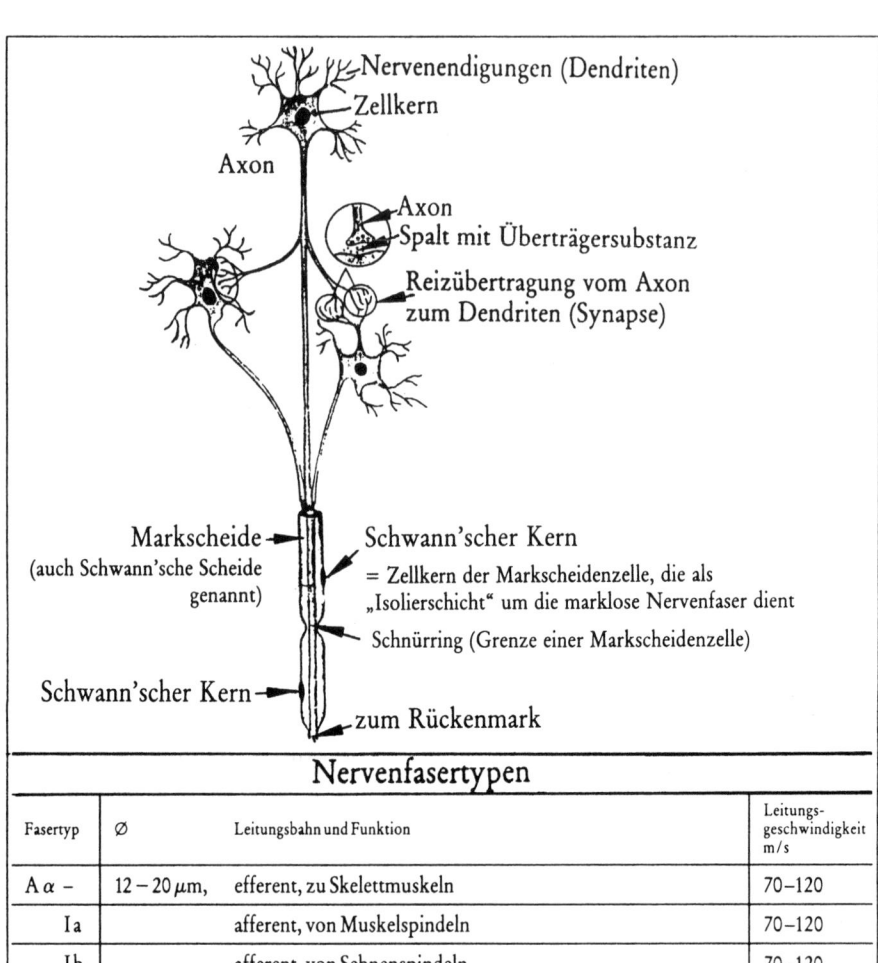

Nervenfasertypen

Fasertyp	Ø	Leitungsbahn und Funktion	Leitungs-geschwindigkeit m/s
A α -	12 – 20 μm,	efferent, zu Skelettmuskeln	70–120
I a		afferent, von Muskelspindeln	70–120
I b		afferent, von Sehnenspindeln	70–120
A β	8 μm,	afferent, von Druckrezeptoren der Haut	30– 70
A γ	3–6 μm,	efferent, zu Muskelspindelfasern	15– 30
A δ	2–5 μm,	afferent, von Schmerz- und Temperaturrezeptoren der Haut	2– 30
B	1–3 μm,	efferent, präganglionär vom autonomen Nervensystem	3– 15
C	~1 μm,	efferent, postganglionär vom autonomen Nervensystem	~1,0
IV	~1 μm,	afferent, von Schmerzrezeptoren	~1,0

Abb. 3: Struktur und Funktion von Nervenfasern

Betrachtungen über den Schmerz

Die Ursachen des Schmerzes

Der Schmerz selbst ist nur ein Symptom. Dieses Symptom kann jedoch von vielen Dingen ausgelöst werden (6). Meist wird der Schmerz durch eine Gewebsschädigung bedingt, die durch Einwirkung eines Reizes (Noxe) auf schmerzempfindliche Nervenendigungen (Schmerzrezeptoren) entsteht. Noxen können mechanische, chemische und thermische Einwirkungen von außen sein oder auch innere, krankhafte (pathogene) Veränderungen, wie beispielsweise Entzündungen oder ein ungeregeltes Wachstum. Dabei kommt es zu einer Veränderung (Alteration) und/oder Zerstörung von Zellen, wodurch Mittlersubstanzen (algetisch wirkende Stoffe) wie Kalium-Ionen, Kinine, Prostaglandine und weitere Gewebshormone freigesetzt werden, was eine zusätzliche Beeinflussung der Schmerzrezeptoren (Nozizeptoren) herbeiführt.

Nervengewebe besitzt die Fähigkeit, „Informationen" zu erwerben, fortzuleiten, zu modulieren, zu speichern und in Reaktionen umzusetzen (7). Es dient der Auseinandersetzung des Organismus mit seiner Umwelt und der Koordination der einzelnen Organe zu einem funktionellen Ganzen. Nach der Funktion teilt man die Steuerung der inneren Organe dem „Innenaspekt", dem vegetativen oder autonomen Nervensystem zu. Der „Außenaspekt" dagegen, die Beziehung zur Umwelt, wird dem cerebrospinalen Nervensystem zugeordnet.

Wie alle Gewebe besteht auch das Nervensystem aus Zellen, die sich auf die Reizübertragung spezialisiert haben. Die Erregungsleitung erfolgt dabei sprunghaft und ist von der Struktur abhängig. Alle Leitungsbahnen sind „Einbahnstraßen". Man unterscheidet afferente, d. h. zum Hirn ansteigende von efferenten Leitungsbahnen, die absteigend für die Reaktion des Organismus zuständig sind. Eine Übersicht über die verschiedenen Nervenfasertypen gibt die Tabelle in Abb. 3.

Sogenannte A-Fasern besitzen eine „dicke Isolierung", eine ausgeprägte Markscheide, und leiten das ausgelöste Aktionspotential schnell im Vergleich zu den Nervenfasern mit einer dünnen Markscheide, den sogenannten markscheidenarmen B-Fasern. Ist schließlich keine Markscheide mehr vorhanden, handelt es sich um marklose C-Fasern, die nur sehr langsam den Reiz leiten.

Von den Schmerzrezeptoren wird der Schmerzimpuls über langsame und schnellere Nervenfasern, d.h. über marklose, langsam leitende Fasern (C IV-Fasern) und markhaltige, schneller leitende Fasern (A-Beta- bzw. A-Delta-Fasern) vom Usprungsort zuerst zum Rückenmark und dann über eine Reihe von Nervenzellkontakten zu immer höheren Instanzen des Nervensystems und schließlich zur Hirnrinde geleitet (siehe Abb. 4), wo der Schmerz schließlich durch einen noch unbekannten Mechanismus „bewußt" wird. An welcher Stelle der Hirnrinde die Schmerzsignale genau projiziert werden, weiß man bislang noch nicht sicher. Es ist auch möglich, daß die Schmerzsignale im limbischen System, den tieferen Schichten des Gehirns, die das Gefühlsleben kontrollieren, moduliert und vermittelt werden. Das kann man sich dergestalt vorstellen, daß ein physikalischer Reiz durch seine physiologischen Aktivitäten das empfindliche Schmerzwarnsystem zunächst einmal auslöst, d.h. das Schmerzerlebnis herbeiführt. Letzteres wird dann aber noch zusätzlich durch Erinnerungen – z.B. Ängste und Furchtreaktionen – angereichert, sodaß schließlich sensorische und affektive Reaktionen gemeinsam die Art der Intensität des nach außen ausgedrückten Schmerzverhaltens bestimmen.

Interessant ist in diesem Zusammenhang ebenfalls, daß die sensorischen und affektiven Schritte der Reizverarbeitung sich nicht nur gegenseitig verstärken, sondern offensichtlich parallel einen „Aufmerksamkeitsprozeß" erzeugen. Das erklärt ebenfalls das geänderte Schmerzerlebnis von Patienten, die über die sensorischen Eigenschaften des Schmerzreizes aufgeklärt wurden. Gelingt es dem Arzt unter Vermeidung von affektiven Beschreibungen, wie „tut weh", „brennt sehr", „sticht" etc., die angestrebte

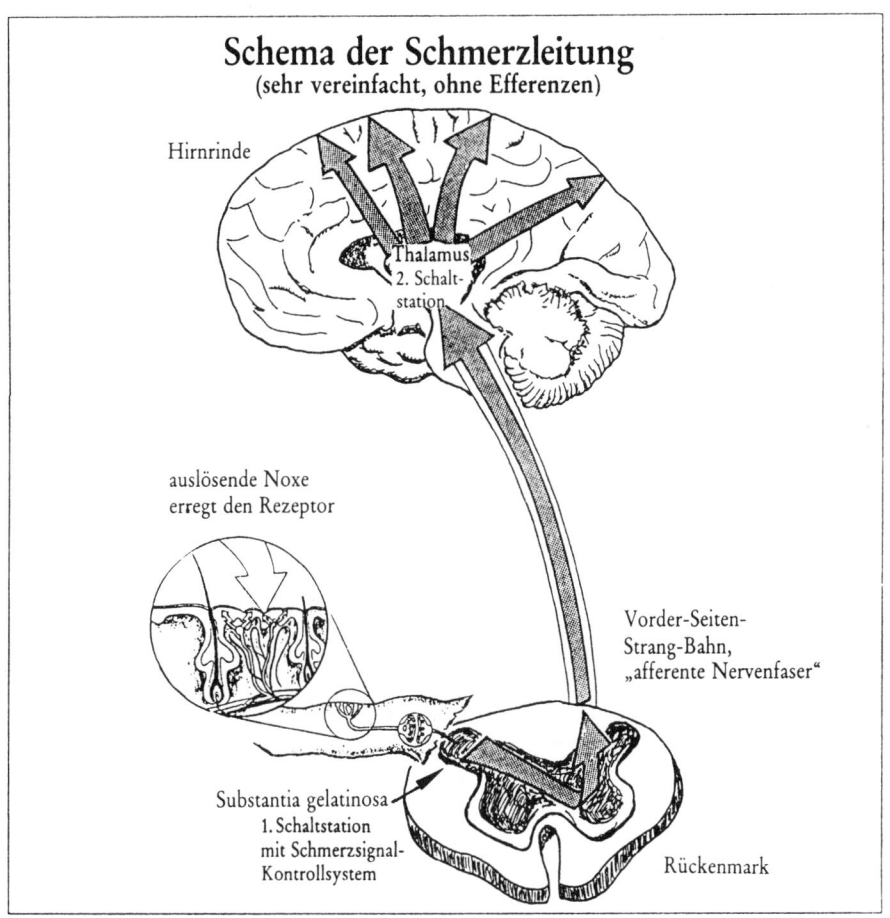

Abb. 4:
Schmerz, sein Weg vom Ursprungsort zum Hirn

Information über den Schmerzreiz bewußt zu vermitteln, kann er den Aufmerksamkeitsprozeß durch seine Einflußnahme modulieren, d.h. der „Droge Arzt" bewußt ihre Wirksamkeit geben.

Offensichtlich gibt es auch mehrere Leitungsbahnen, die durch Reize ausgelöste Schmerzimpulse zum Gehirn leiten. Wird ein sol-

Die Nervenzelle sendet baumkronenartig viele winzige Faseräste aus (Dendriten, vergl. auch Abb. 3), um Reize aufzunehmen.

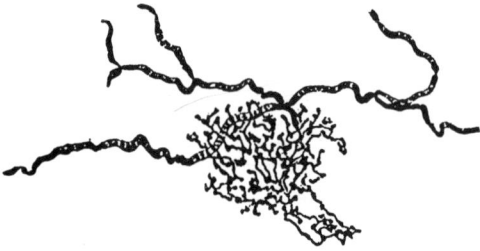

Dieser Reiz wird anschließend über Synapsen entweder auf andere Nervenzellen übertragen oder an ein Organ weitergegeben, das als Antwort auf den Reiz in Tätigkeit tritt.

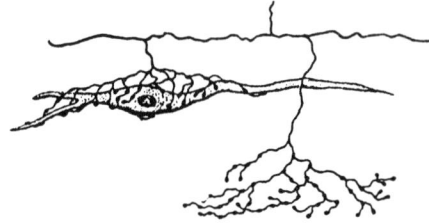

Dieser komplizierte Rezeptor (Nervenzelle des Vegetativen Nervensystems) sammelt Reize aus den Eingeweiden des Körpers und meldet sie an das Zentralnervensystem. Er ähnelt einer großen Kugel, umgeben von Satelliten und umwoben von feinen Nervenfasern wie eine Induktionsspule in einem elektrischen Relais.

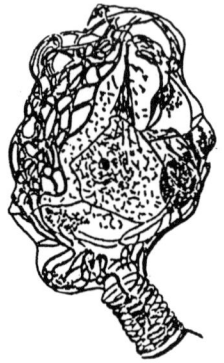

Abb. 5:
Sensible und motorische Nervenfasern, Reizübertragung

ches System einmal geschädigt, kann ein anderes System schrittweise die zuvor gestörte Funktion übernehmen.

Über absteigende Nervenbahnen erfolgen schließlich die Reaktionen des Gehirns, die das Schmerzerlebnis und Schmerzverhalten des Patienten bestimmen. Dabei werden schon die Übertragungsstellen der aufsteigenden Nerven im Rückenmark beeinflußt, und als Reaktion auf den Schmerzreiz hin werden in bestimmten Hirnregionen Endorphine, das sind körpereigene Stoffe (endogene Morphine) gegen den Schmerz, freigesetzt. Diese aktivieren absteigende Nerven, deren elektrische Impulse ins Rückenmark gelangen.

An den Synapsen (reizübertragende Schaltstellen der Nerven, vgl. z. B. Abb. 3) werden verschiedene Neurotransmitter (8) freigesetzt. Die im Nervensystem häufigste Transmittersubstanz ist das Acetylcholin, aber auch aus Phenylalanin gebildete biogene Amine, beispielsweise Catecholamine wie das Noradrenalin oder das Dopamin, und das aus Tryptophan entstehende Serotonin wirken entsprechend. Daneben wirken viele Neuropeptide sowohl als Transmitter in erregenden und hemmenden Synapsen, aber auch als Peptidhormone auf dem Blutweg (9). Als Beispiel für solch ein hemmendes Neuropeptid sei hier die „Substanz P" (gefäßerweiterndes Peptidamid des Nebennierenmarks aus elf Aminosäuren) genannt. Dieser Botenstoff überträgt an den Verschaltungsstellen im Rückenmark die ankommenden Schmerzimpulse aus der Peripherie.

Ein übergeordnetes Schmerzzentrum mit Sitz im menschlichen Gehirn gibt es jedoch nicht. Am Schmerzgeschehen sind sowohl unterschiedliche Bezirke im Rückenmark als auch im Gehirn beteiligt. Nicht nur die Schmerzwahrnehmung ist sehr unterschiedlich, sondern auch deren Ursache. So reicht das Spektrum von somatischen (soma = Körper), also durch Knochen und Muskeln bedingte, über viszerale (Eingeweide), d. h. beispielsweise im Verdauungskanal, der Gebärmutter oder der Lunge, zu lokalisierende Ursachen bis hin zu den rein neurologischen (Nerven) Ursachen.

Natürlich kann neben den vorgenannten Ursachen auch eine mangelhafte Sauerstoffzufuhr schmerzauslösend wirken. Hierfür sind insbesondere starkes Zigarettenrauchen oder entsprechende Streßbelastungen zu erwähnen. In den meisten Fällen spielen im Schmerzgeschehen jedoch verschiedene, sich gegebenenfalls noch gegenseitig verstärkende Auslöser eine Rolle.

Schmerz signalisiert eine Schädigung im oder am Organismus. Schmerz ist ein Alarmsignal! Außerdem zeigt er an, wo die Schädigung zu lokalisieren ist. Schmerzintensität und Schmerzqualität können Auskunft über die Art und den Grad einer Schädigung geben. Es gibt aber auch außerordentliche Schmerzen, die nicht auf eine lebensgefährliche Erkrankung hinweisen (Ischias) und lebensbedrohende Leiden, die bis zum allerletzten Stadium nahezu schmerzlos verlaufen (Leberzirrhose).

Verschiedene Schmerzempfindungen

Jeder Mensch reagiert unterschiedlich auf schmerzauslösende Reize. Das persönliche Schmerzempfinden ist abhängig von den jeweiligen Lebensumständen, dem „seelischen" Gleichgewicht und natürlich von der Ausprägung des Schmerzes.

Die normale Schmerzempfindung setzt sich zusammen aus einem Wahrnehmungsvorgang (Nozizeption), dessen anatomische Lokalisation bekannt ist, und einem Verarbeitungsvorgang, wie er zuvor bereits kurz geschildert wurde. Allerdings sind verschiedene anatomische Regionen unterschiedlich mit Rezeptoren ausgerüstet, was zu Unterschieden in der Schmerzempfindung führt.

Qualitativ läßt sich ein heller, gut lokalisierbarer Schmerz von einem dumpfen, nur schlecht lokalisierbaren Schmerz unterscheiden. Während der erste umweltbezogene Schmerz zur Flucht- und Abwehrreaktion führt, löst ein dumpfer Tiefenschmerz eher Hemmung und Ruhigstellung aus. Beide Schmerzqualitäten finden sich in der Haut und sind durch unterschiedliche Nervenfasern gekennzeichnet. Der helle, gut lokalisierte Schmerz wird über relativ rasch leitende markhaltige Nervenfasern, sogenannte A-Beta-

(30 – 70 m/sec) bzw. A-Delta-Fasern (2 – 30 m/sec), der dumpfe, mahnende Schmerz dagegen über nur langsamer leitende marklose Nervenfasern, sogenannte C-IV-Fasern (~1 m/sec), vermittelt (vgl. Abb. 3).

Die Schmerzempfindung ist aber zugleich auch eine subjektive Erfahrung, die mit einer emotionalen Antwort oder einem Leiden verbunden ist. Außerdem hat die Schmerzempfindung noch eine persönliche Bedeutung.

Psychologische und soziale Faktoren scheinen einerseits die Empfindung zu beeinflussen, sind andererseits aber auch stark kulturabhängig. Beispiele dafür sind Länder mit einer körperfeindlichen Tradition, bei denen der Schmerz als Teil des Lebens gilt und wo man sich durch einen Leidensweg den „Himmel" verdienen kann. Die jeweiligen Schmerzempfindungen werden also durch Erfahrungen, Erziehung, Ängste, Stimmungen und Erwartungen zusätzlich geprägt. So sind am persönlichen Schmerzerlebnis Körper und Seele gleichermaßen untrennbar beteiligt. Von zwei Menschen, die an der gleichen Verletzung leiden, kann der eine kaum, der andere jedoch sehr heftige Schmerzen verspüren.

Der Forschung gelang es, im Körper Stoffe gegen den Schmerz zu entdecken. Das sind die schon zuvor erwähnten Endorphine, schmerzstillende Substanzen, die der Körper selbst produziert. Sie werden besonders im Zwischenhirn, im Mittelhirn und im Rückenmark nachgewiesen, überall dort, wo Schmerzimpulse verschaltet und verarbeitet werden.

Endorphine werden unverzüglich freigesetzt, wenn das Schmerzgeschehen eine ganz bestimmte Reizschwelle erreicht. Dadurch wird eine bestehende Reiz- oder Schmerzleitung aufgehoben. Diese Unterbrechung bleibt nur für eine gewisse Zeit bestehen, um dann wieder das mahnende Signal des Schmerzes zuzulassen.

Teilweise werden die Endorphine auch als Kybernine bezeichnet. Sie wirken im Zentralnervensystem in formal gleicher Weise wie Morphin oder Opiate durch die Blockade der Opiat-Rezeptoren in Gehirn und Rückenmark. Dadurch wird auf natürliche Weise vom Organismus selbst die Schmerzleitung unterbunden. Hoffnungen, in den Endorphinen natürliche Analgetika entdeckt zu haben, wurden allerdings nicht erfüllt, da letztere die Blut-Hirnschranke nicht überwinden können. Reagieren Patienten jedoch hoffnungsvoll auf Behandlungsmaßnahmen, werden Endorphine vermehrt produziert und folglich werden damit auch die Schmerzen gelindert. Das hilft uns auch, die „Droge Arzt" immer besser zu verstehen und ist kein Placebo-Effekt, sondern eine natürlich ablaufende, biochemische Reaktion.

Diese Gedanken übertragend, kann man mit an Sicherheit grenzender Wahrscheinlichkeit annehmen, daß die positive Erfahrung nachlassender Schmerzen als Folge der Dermapunktur-Anwendung durch den Patienten zusätzlich noch eine Endorphinausschüttung bedingt, die das Schmerzempfinden weiter mindert (10).

Positive Erfahrungen und positive Gedanken erhöhen also die körpereigene Endorphinproduktion, wohingegen Depression und negative Gedanken im Nervensystem keine Änderung des Endorphinspiegels verursachen. Dies zeigt deutlich den Einfluß des Gehirns auf die Intensität der Schmerzerfahrung. Depressive Menschen glauben nicht nur stärkere Schmerzen zu haben, sondern sie haben diese auch tatsächlich.

Akuter Schmerz und chronischer Schmerz

Bei der Schmerzempfindung muß noch unterschieden werden zwischen akuten Schmerzen, wie sie beispielsweise bei einer Gewebsschädigung auftreten können, rezidivierend (wiederkehrend) auftretenden Schmerzen (wie z. B. Migräne) und chronischen Schmerzen.

Akute Schmerzen sind zwar oft heftig, klingen jedoch auch meist rasch wieder ab. Sie werden beispielsweise durch Verletzungen, wie Verbrennungen, Knochenbrüche oder Schnittverletzungen verursacht. Der akute Schmerz dauert höchstens einige Tage und verschwindet sehr bald wieder nach der Behandlung.

Chronische Schmerzen können in allen Körperregionen auftreten. Sie überdauern oft den üblich erwarteten Verlauf einer akuten Krankheit und werden dadurch selbst zur Krankheit. Trotz aller Behandlungsbemühungen eines Arztes halten sie Monate, manchmal sogar Jahre an. Beispiele dafür sind Stumpf- und Phantomschmerzen, Neuralgien, Kopfschmerzen, Kreuzschmerzen, aber auch seelisch bedingte Schmerzen.

Chronische Schmerzen können das tägliche Leben enorm beeinträchtigen. Der Schmerz steht dann im Mittelpunkt des Alltags. Die Leistungsfähigkeit in Beruf oder Haushalt läßt nach. Anhaltender Schmerz führt zur Schlaflosigkeit, verdirbt den Appetit und führt zum Rückzug von Freunden und Hobbies. Das, was man als Lebensqualität bezeichnet, nimmt ab oder ist überhaupt nicht mehr vorhanden.

Frau Dr. Herta Flor (11) von der Universität Tübingen schreibt dazu in den Forschung-Mitteilungen der Deutschen Forschungsgemeinschaft (DFG) über chronische Schmerzen folgendes: „Chronische Schmerzen sind weit verbreitet: In Deutschland leiden schätzungsweise 5 % der Bevölkerung unter Schmerzen, deren Dauer über sechs Monate beträgt. Kennzeichnend für den chronischen Schmerz ist seine große Behandlungsresistenz. Nicht selten suchen Patienten im Verlauf ihrer Erkrankung 15 bis 20 Spezialisten auf und durchlaufen aufwendige diagnostische Untersuchungen.

Meist bleibt die Ursache der Schmerzen jedoch unbekannt. Je länger ein Schmerzsyndrom besteht, desto geringer ist die Wahrscheinlichkeit, daß der Patient wieder in den Arbeitsprozeß zurückkehrt.

Nur in 5–10 % aller Fälle sind unmittelbare, medizinisch eindeutig feststellbare Ursachen, wie z. B. Neuralgien oder Tumore vorhanden, die dann auch eine gezielte medizinische Behandlung erlauben. Bei der Mehrzahl der Betroffenen hingegen sind die organischen Ursachen unauflöslich mit psychologischen Faktoren zu einem „schmerzproduzierenden System" verbunden. Aus diesem

Grunde ist die allein auf die organische Ursache des Schmerzes gerichtete Standardtherapie häufig dann auch nicht erfolgreich, d.h. genau so wirkungslos wie eine rein psychotherapeutische Behandlung. Eine dauerhafte Beseitigung beziehungsweise Verminderung der Schmerzen und ihrer Folgewirkungen ist nur durch eine kombinierte Behandlung aller Faktoren zu erreichen."

Chronische Schmerzen sind die vorherrschende Ursache frühzeitiger Invalidität in der Altersgruppe unter 40 Jahren. Dem Gesundheitssystem und der Volkswirtschaft verursachen sie im allgemeinen hohe Kosten, die die Solidargemeinschaft zur Behandlung aufwenden muß. Daher sind effektive Behandlungsmethoden, die zu einer dauerhaften Lösung des Problems führen, von zwingender Notwendigkeit.

Angesichts der großen Notlage chronisch schmerzkranker Menschen hat die Dermapunktur-Methode schon innerhalb kurzer Zeit einen außerordentlichen Stellenwert in der Schmerztherapie erhalten. Sie dient der gezielten Schmerzbehandlung, ist medikamentenfrei und innerhalb weniger Jahre zu einer neuartigen, physikalischen Behandlungsmaßnahme entwickelt worden, die unter der Anleitung eines Arztes zahlreichen Schmerzpatienten unterschiedlicher Genese inzwischen schon ein völlig neues Lebensgefühl geschenkt hat. Da sie ohne großen Aufwand oder kostspielige Apparaturen durchführbar und ohne unerwünschte negative Wirkungen ist, eignet sie sich in besonderem Maße auch zur unterstützenden Heilbehandlung (12). Sie ergänzt damit die therapeutischen Möglichkeiten für die ärztliche Praxis und ist heute gleichzeitig als eine ideale Selbsthilfe zur sanften Schmerzbehandlung anzusehen.

Häufige Schmerzformen

Kopfschmerzen – Migräne

Primäre Kopfschmerzsyndrome sind die häufigsten Leidenszustände vieler Menschen die überwiegend chronisch darunter leiden. Insbesondere Migräne, Spannungs- und Muskelspannungskopfschmerz sowie Clusterheadache sind vielen schon aus dem Bekanntenkreis geläufig.

Kopfschmerzen haben ihren Ursprung nur selten im Kopf. Häufig treten sie als ein begleitendes Warnzeichen (13) verschiedener Krankheiten auf. So z. B. bei Abszessen, Blutungen, Entzündungen, aber auch infolge von Verspannungen, die von der Kopf- und Nackenmuskulatur oder von der Psyche ausgehen können. Ebenso können sie aber auch durch einen übermäßigen Alkoholgenuß, durch Nikotin oder einen dauernden Gebrauch von Kopfschmerzmitteln hervorgerufen werden.

Selbst Schmerzmittel müssen deshalb hier als auslösende Komponente genannt werden, insbesondere wenn diese mehrere Bestandteile enthalten, d. h. sogenannte Kombinationspräparate sind. Meist sind nämlich in diesen Kombinationspräparaten neben den eigentlichen schmerzstillenden Substanzen noch weitere Inhaltsstoffe enthalten, die die psychische Verfassung beeinflussen, wie beispielsweise das anregend wirkende Coffein oder Codein.

Sehr oft nimmt aber auch der Betroffene eine zu große Dosis in Form mehrerer Kopfschmerztabletten, um seine Schmerzen baldmöglichst zu lindern. Nach längerem Gebrauch ergibt sich dadurch alsbald eine Gewöhnung. Fehlen dann später die Tabletten, stellen sich zunächst Unruhe und anschließend wiederum Kopfschmerzen ein, gegen die der Patient erneut Tabletten schluckt. So beginnt schließlich ein Kreislauf, den der betroffene Patient selbst kaum mehr unterbrechen kann. Die dauernde Senkung der Schmerzschwelle bedingt nämlich eine immer größere Schmerzempfindlichkeit und diese fordert ihrerseits eine weitere Steigerung der Dosis des Schmerzmittels.

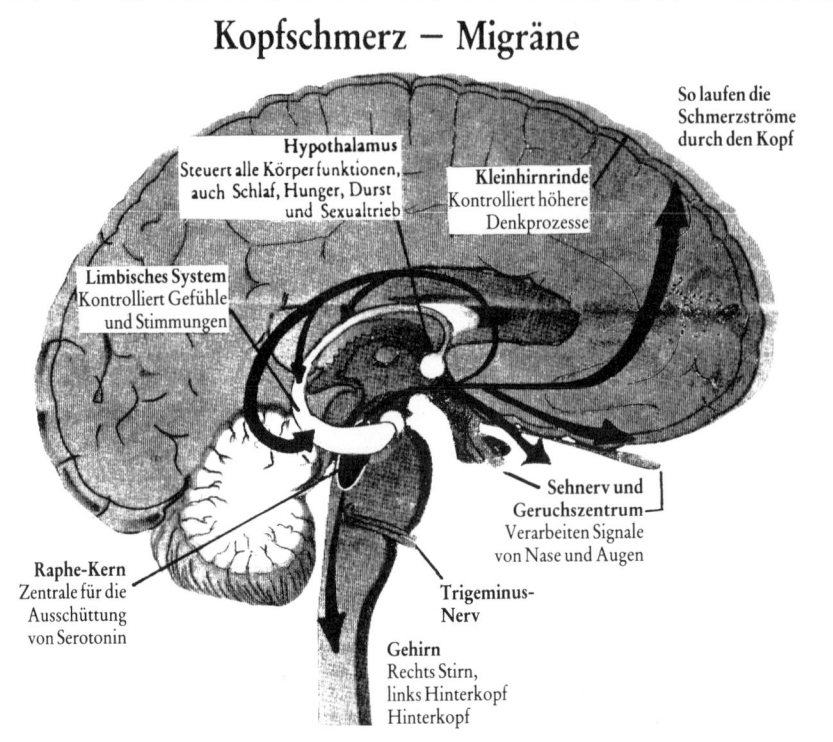

Bei einem Kopfschmerz- oder Migräneanfall haben sich streß- oder belastungsbedingt in der Regel die beiden großen Kopfschlagadern zwischen Hals und Gehirn verengt.

Dadurch, daß die Blutzufuhr gemindert wird, empfängt das Gehirn nicht genügend Sauerstoff. Damit nicht Blutmangel durch Verengung der Schlagadern entsteht, schickt der Organismus das „Nerven-Hormon" Serotonin ins Blut, das gefäßerweiternd wirkt. Wenn zu wenig Serotonin ausgeschüttet wird, kommt es zu quälenden Schmerz-Attacken, die sich im Kopf rasend schnell ausbreiten.

Ein Mangel an Serotonin stört auch das Zusammenspiel anderer Hormone, die für das einwandfreie Funktionieren der 13 Milliarden Nervenzellen im gesamten Gehirn verantwortlich sind.

Durch die Dermapunktur-Behandlung werden neben Endorphinen auch andere Überträgerstoffe (Neurotransmitter) wie Serotonin freigesetzt, was die Hilfe bei Kopfschmerz und Migräne erklärt.

Abb. 6:
Kopfschmerz – Migräne

Der gewöhnliche Kopfschmerz ist örtlich nicht begrenzt, dumpf und pulsierend. Oft wird er über die Stirn, die Schläfe oder den Scheitel hinweg besonders heftig empfunden und nimmt beim Pressen oder Bücken sogar noch zu. In vielen Fällen tritt der Kopfschmerz bald nach dem Erwachen langsam zunehmend auf, steigert sich bis zu seinem Höhepunkt und läßt dann im Verlauf des Tages wieder nach. Wetterwechsel (insbesondere Fön), Schlafmangel, Alkoholgenuß und auch seelische Spannungen sind Faktoren, die den Kopfschmerz begünstigen und für viele Befindlichkeitsstörungen verantwortlich sind.

Der Spannungskopfschmerz zeigt in der Regel eine Muskelspannungskomponente mit einer Dauerspannung der Muskulatur. Dadurch treten im Bereich der Ansatzstellen von Muskeln und Sehnen im Kopf-/Nackenbereich Schmerzen auf, die von Schwindel und Übelkeit begleitet sein können.

Kopfschmerzen, auch Kopfweh genannt, beginnen häufig schon im Kindesalter. Mediziner schätzen, daß eigentlich jedes 5. Kind behandelt werden müßte. Insgesamt wird die Zahl der Kinder mit Kopfweh in der Bundesrepublik auf über 5 Millionen geschätzt. Kopfweh, das auch durch seelische Spannungen bedingt sein kann, kann bei Kindern beispielsweise durch Ärger in der Familie, in der Schule oder durch ungünstige Tätigkeiten verursacht werden. Darüber hinaus können aber auch zu viele Süßigkeiten als Auslöser fungieren.

Unter Migräne versteht man anfallsweise auftretende, äußerst heftige einseitige Kopfschmerzen, die stunden- oder tagelang anhalten und mit Übelkeit, Erbrechen, Augenflimmern und Sehstörungen einhergehen können. Man nimmt heute an, daß in der Schmerzphase eine veränderte Hirndurchblutung gegeben ist.

Auffällig ist, daß Frauen häufiger an Migräne erkranken als Männer. Die Betroffenen sind meist blaß, die Schläfengegend ist druckempfindlich und nicht selten geraten sie ins Schwitzen, haben Bauchkrämpfe, Durchfall oder Herzklopfen. Migräneanfälle können jedoch auch durch atmosphärische Einflüsse ausgelöst werden.

Gegen Migräne wird bis heute das natürlich vorkommende Alkaloid Ergotamin eingesetzt, das aus dem Mutterkorn (einem Schlauchpilz, der auf Getreideähren wächst), gewonnen wird und ein Peptidderivat der Lysergsäure ist. Seit altersher kannte man schon die Epidemien mit Gangrän der Extremitäten, doch erst im 17. Jahrhundert wurde beobachtet, daß tatsächlich eine Pilzverunreinigung des Getreides, d. h. aus heutiger Sicht die Lysergsäurederivate dafür verantwortlich waren. Das „heilige Antoniusfeuer" beruht auf der direkten vasokonstiktorischen Eigenschaft der Mutterkornalkaloide. Schon in sehr niedrigen Konzentrationen wirken diese stimulierend auf spezielle Rezeptoren (adrenerge alpha- und Serotoninrezeptoren und blockierend auf verschiedene Neurotransmitter. Daraus resultiert schließlich insgesamt eine Vasodilatation (Gefäßerweiterung).

Eine Vergiftung mit Mutterkorn ist gekennzeichnet durch Brechdurchfälle, epileptische Krämpfe, Schwarzwerden und Absterben einzelner Glieder und wird als Ergotismus bezeichnet. Deshalb sollte Ergotamin, Ergometrin bzw. Ergotoxin nicht regelmäßig ohne Weisung eines Arztes, angewendet werden. Schon bei Überschreitung einer Einnahmefrequenz von zwei- bis dreimal pro Monat können durch das Arzneimittel selbst wiederum Kopfschmerzen ausgelöst werden, die dazu führen, daß neue Schmerzmittel oder eine erhöhte Dosis einzunehmen sind (14).

Leider wird bei den Ergotaminpräparaten häufig vergessen, daß bei Gefäßkrämpfen für die gefäßerweiternden Mittel bislang keine überzeugende therapeutische Wirksamkeit nachgewiesen worden ist und es sich bei verschiedenen Handelspräparaten häufig um wenig sinnvolle Kombinationen gleichartig wirkender Inhaltsstoffe mit noch zweifelhafter Wirksamkeit handelt (15).

Bei einer eintretenden Abhängigkeit von Ergotamin oder anderen analgetisch psychotropen Kombinationspräparaten ist deshalb sobald wie möglich eine individuelle Entzugstherapie als wichtigste

Behandlungsmaßnahme zu beginnen, auf jeden Fall sofort mit einem Arzt zu erörtern. Letztere ist eine Voraussetzung für eine angemessene, erfolgreiche Therapie des verbleibenden Schmerzsyndroms mittels Dermapunktur.

Durch die Schmerzforschung ist heute sicher bekannt, daß Migräne eine ernsthafte, neurologische Erkrankung ist, von der selbst Kleinkinder in einem hohen Ausmaß betroffen sein können. Migräne ist eine periodische Angelegenheit, die lebenslang auftreten kann. Migränekranke haben jedoch oft nicht mehr Streß als andere Menschen, doch sie reagieren offenbar stärker darauf. Schmerzpatienten irren oft jahrelang von Arzt zu Arzt, von Klinik zu Klinik, weil sie stets hoffen, daß zuletzt doch noch die Ursache für ihren Schmerz gefunden wird.

Wenn Sie schließlich die am Schluß des Buches aufgeführten Arzt- und Patientenberichte lesen, besonders über die Erfahrungen einiger Kopfschmerz- und Migränepatienten mit der Dermapunktur-Massage, dann läßt das jeden Schmerzpatienten berechtigt hoffen und gibt auch für die von Kopfweh geplagten Kinder neue Hoffnung, sie bleibend von ihrem Leidensdruck befreien zu können.

Kreuz- und Gelenkschmerzen

Nach den Kopfschmerzen, die die größte Gruppe bei den Schmerzpatienten bilden, sind die Patienten mit Rückenschmerzen zu nennen. Etwa 5 % der Bevölkerung der Bundesrepublik leiden an chronischen Kreuz- oder Gelenkschmerzen. Das sind dumpfe, drückende, in ihrer Stärke sehr häufig wechselnde Schmerzen in der Gegend der unteren Wirbelsäule und der Kreuzbeingelenke. Sie können bei Ermüdung, schwerer körperlicher Arbeit, langem Stehen, Überanstrengung, Verschleißerscheinungen, chronischen Gelenkentzündungen, Bandscheibenschäden und ähnlichen Beschwerden auftreten. Sie können aber auch tiefer liegende Krankheiten anzeigen. Plötzlich entstehender Kreuzschmerz wird im Volksmund „Hexenschuß" genannt. Wahrscheinlich liegt die Ursache in einer plötzlich auftretenden Muskelverspannung infolge einer Unterkühlung.

Kreuzschmerzen können jedoch auch psychisch bedingt sein, wobei seelische Spannungen in körperliche Beschwerden umgesetzt werden. Die seelische Verkrampfung führt in solchen Fällen zu schmerzhaften Verspannungen glatter Muskeln im Unterleib, zu einer Blutüberfüllung, Stuhlverstopfung und ähnlichen Beschwerden. Kreuzschmerzen können ebenfalls als Begleitsymptom bei einer Knochenentkalkung (Osteoporose) nach den Wechseljahren oder speziellen Wirbelsäulenschäden, wie belastungsbedingten Verkrümmungen und Stauchungen, Entzündungen, Tumoren oder bei einem Bandscheibenvorfall auftreten.

Da besonders viele schmerzleitende Nervenfasern von den Beckenorganen und den Beinen sich im Bereich des Kreuzes sam-

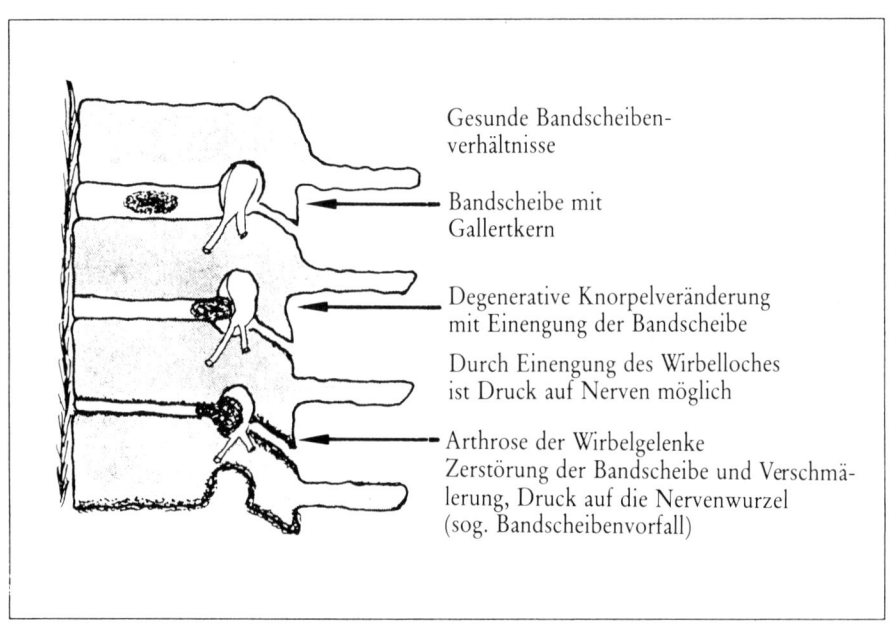

Abb. 7:
Schematisch dargestellte Veränderungen bei Bandscheibenschäden

meln, fördert dies die Häufigkeit der Kreuzschmerzen. Es kann sich dabei um Schmerzen aus tieferen Geweben einzelner Nerven, ganzer Nervengeflechte oder um Schmerzen aus den Bauch- und Beckenorganen handeln. Häufig findet man zusätzlich noch Bandscheibenschäden.

Das federnde Stützgerüst des Rumpfes ist die Wirbelsäule, die aus sieben Halswirbeln, zwölf Brustwirbeln, fünf Lendenwirbeln, dem Kreuzbein und dem Steißbein zusammengesetzt ist. Zwischen den einzelnen Wirbelkörpern liegen jeweils noch knorpelige Scheiben, die eigentlichen Bandscheiben.

Diese Knorpelscheiben wirken deshalb als „Stoßdämpfer" und schützen Rückenmark und Gehirn vor übermäßigen Erschütterungen. Die einzelnen Scheiben bestehen jedoch nicht nur aus reinem Knorpel, sondern aus zyklischen Fasern, die einen inneren Kern, der einem embryonalen Gallertgewebe ähnlich ist, spiralförmig umschließen. Wird letzterer zusammengepreßt und abgeflacht, werden dadurch die Faserringe gespannt und federn anschließend elastisch zurück

Die Wirbelsäule wird zwar durch zahlreiche Bänder, Muskeln und Sehnen ausgezeichnet umhüllt und zusammengehalten, aber wenn der knorpelige Anteil der Bandscheibe durch Alterung, Verschleiß oder Unfall Einrisse erleidet, quillt das gallertartige Gewebe des Kernes aus und dringt nach hinten oder seitlich in den Wirbelkanal ein. Das vorgefallene Knötchen drückt nun auf die Strukturen, die im Wirbelkanal liegen, meist gegen die Nervenwurzeln und erzeugt das bekannte Krankheitsbild eines „Ischias". Über 90% aller Fälle von Ischias sind durch Bandscheibenvorfälle bedingt.

Als großes Glück läßt sich dabei die Häufung der Bandscheibenvorfälle im Bereich der vierten oder fünften Lendenbandscheibe ansehen. Da das Rückenmark im Bereich des ersten oder zweiten Lendenwirbels schon endet, wird es dadurch nicht mehr bedroht und es werden nur die Nerven zum Bein gequetscht. Obwohl der eigentliche Schaden also in der Wirbelsäule liegt, wird der Schmerz so empfunden, als ob er im Bein vorhanden wäre. Da der Nervenstrang vom Fuß ausgeht, wird das Gehirn irregeführt, da der Reiz tatsächlich nicht vom Fuß ausgeht, sondern die Leitungsbahn erst später erregt wird.

Natürlich können aber auch andere Abschnitte der Wirbelsäule betroffen sein, so z. B. die Halswirbel. Der Arzt spricht dann von einem HWS-Sydrom (HWS = Halswirbelsäule). Hier strahlen die Schmerzen in Schulter und Arme aus und sind nicht an das Ausbreitungsgebiet der peripheren Nerven gebunden.

Die Behandlung der Kreuz- und Gliederschmerzen erfolgt meist medikamentös in Verbindung mit verschiedenen Verfahren der physikalischen Therapie (Massage, Chirotherapie, Zug an der Wirbelsäule usw.) oder durch gezielte operative Eingriffe. Das „Göttinger Rückenprojekt" unter Prof. Hildebrandt sieht beispielsweise vor, daß Patienten mehrere Stunden täglich ihre Schmerzen wegtrainieren. Sie absolvieren dazu ein gezieltes Kraft-, Ausdauer- und Koordinationstraining. Hinzu kommt noch eine psychologische Therapie, die der Streßbewältigung dient.

Für solche Beschwerden ist jetzt auch die Dermapunktur-Massage anzuwenden, die speziell bei Rücken- und Gelenkschmerzen eine gezielte und aussichtsreiche Hilfe bietet. Darüber wird später noch ausführlich zu berichten sein.

Nerven- und Muskelschmerzen

Schlimme Schmerzen, die zum Teil schlagartig, reißend und messerscharf empfunden werden, sind Nervenschmerzen. Wenn Schmerzen an Nerven selbst entstehen und mit einer Schädigung peripherer Nerven einhergehen, werden sie als Neuralgie bezeichnet. Als Ursache von Nervenschmerzen kommen örtliche Entzündungen, Stoffwechselstörungen, Vergiftungen aber auch Infektionen infrage. Eine Herpes-Virus-Infektion der Nerven wird als Gürtelrose bezeichnet.

Ein besonders heimtückischer Gesichtsschmerz zeigt sich bei der Trigeminus-Neuralgie. Diese geht von den Ästen des dreigeteilten

Hirnnervs (Trigeminus) aus. Dieser sogenannte Drillingsnerv ist ein Empfindungsnerv, der die Haut eines Teiles von Kopf und Gesicht, die Binde-, Horn- und Regenbogenhaut des Auges, die Schleimhäute von Nase, Nebenhöhlen, Mund und Zunge sowie die Zähne versorgt. Die Ursachen dieser Neuralgie sind häufig in einer Druckschädigung der Nervenwurzel an der Schädelbasis zu suchen. Auslösend für die kaum zu ertragenden Schmerzattacken, die sich alle paar Minuten bis zu hundertmal täglich wiederholen können, können Kälte, Zugluft, Magenüberlastung, alkoholische Getränke oder auch seelische Erregungen sein. Oft wird der Schmerz schon durch Kauen oder Sprechen ausgelöst, weshalb die Betroffenen schließlich häufig die Nahrung verweigern und nicht mehr sprechen wollen.

Bei der Polyneuropathie oder Polyneuritis handelt es sich um Entzündungen vieler Nerven. Die Nervenschäden werden häufig nach übermäßigem Alkoholgenuß, Arzneimittelmißbrauch und bei Zuckerkrankheit beobachtet. Dabei kann es zu Lähmungen und Empfindungsstörungen kommen.

Wenn nach einem Unfall oder durch Operation ein Gliedmaß zu amputieren ist, werden gleichzeitig auch die zugehörigen Nerven durchgetrennt. Dadurch wird der Reizleitungskreislauf unterbrochen. Am Nervenstumpf können sich Aussprossungen der Nervenfasern, sogenannte Neurome bilden. Das sind Nervenknoten, die hauptsächlich aus Bindegewebe bestehen und zum Teil selbst starke Schmerzen auslösen, die dann das Tragen einer Prothese unmöglich machen. Solche Schmerzen werden als Stumpfschmerz bezeichnet.

Manche Menschen, denen ein Gliedmaß amputiert werden mußte, empfinden trotz des amputierten Gliedes einen sogenannten Phantomschmerz. Hier besteht eine komplexe Störung des schmerzleitenden Systems im Rückenmark und/oder im Gehirn. Die Schmerzforschung kennt heute einige Mechanismen der Phantomschmerz-Entstehung. Es ist möglich, daß der Phantomschmerz zwar durch ein Neurom unterhalten wird, der Schmerz selbst jedoch durch eine Schmerz-Behandlung zum Verschwinden gebracht wird.

Muskelschmerzen können davon herrühren, daß eine besondere Anspannung im Muskel die feinen Blutgefäße zusammendrückt und die Muskeldurchblutung empfindlich gehemmt wird. Dadurch empfängt das Muskelgewebe weder ausreichend Sauerstoff noch genügend Nährstoffe und die bei der Muskelarbeit entstehenden Abbauprodukte, insbesondere die Kohlensäure, werden nicht mehr ausreichend abtransportiert.

Es ist deshalb keinesfalls überraschend, daß durch die Dermapunktur-Massage gerade bei vielen Nerven- und Muskelschmerzen und auch bei Phantomschmerzen ganz erstaunliche Ergebnisse und Erfolge erzielt werden konnten.

Rheumatische Schmerzen

Das Wort Rheuma entstammt dem griechischen Wort „rheo", welches bedeutet „ich fließe". Damit wird ein reißender, ziehender oder „fließender" Schmerz an den Bewegungsorganen bezeichnet. Die Ursachen der meisten Krankheitsbilder des rheumatischen Formenkreises gelten bei uns heute immer noch als unbekannt. Weiterhin fehlt eine gesicherte Theorie, die den allgemeinen Entzündungsprozeß und die Vorgänge, die im Rahmen des rheumatischen Geschehens bis zur Gelenkzerstörung führen, zu erklären vermag. Man spricht neuerdings von einem HLA-B 27 Antigen, das viele Arthritis-Patienten auf der Oberfläche ihrer weißen Blutkörperchen tragen. Noch ist jedoch nicht sicher bekannt, durch welche Mechanismen die Gelenkentzündungen ausgelöst werden.

Bei den rheumatischen Gelenkerkrankungen wird im wesentlichen zwischen den entzündlichen und den degenerativen Formen unterschieden. Bei den entzündlichen Veränderungen, die vor allem die Innenhaut der Gelenke befallen, spricht man von einer Arthritis. Sie führt zu einer Überwässerung, zur Schwellung und zu Schmerzen.

Bei einer Gelenkabnutzung spricht man dagegen von einer Arthrose. Die Arthrose beginnt mit einer Schädigung des Gelenkknorpels und setzt sich mit einem Reiz- und Entzündungszustand sowie mit einer Anschwellung des Gelenks fort. Die Folge ist, daß der Knorpelabrieb immer mehr zu- und die Beweglichkeit immer mehr abnimmt.

Bei allen diesen Entzündungen denkt man unwillkürlich an einen infektiösen Prozeß. Das ist aber beim Rheuma meist nicht der Fall. Letzter ist wahrscheinlich die Folge von Regulationsstörungen im Körper, wodurch der örtliche Stoffwechsel der betroffenen Körperstellen gestört wird. Daraufhin erfolgt eine heftige Reaktion des Gewebes, die ohne Bakterien und Viren abläuft.

Im latenten Zustand schmerzt die Arthrose nicht. Die Schmerzen entstehen erst durch die nachfolgend entzündlich-pathologischen Prozesse.

Akute Polyarthritis (Polyarthritis acuta) wird auch allgemein als Gelenkrheumatismus oder als rheumatisches Fieber bezeichnet. Dem Auftreten dieser Krankheit geht meist eine Infektion von Streptokokken voraus. Gelegentlich kommt es dabei zur Mitbeteiligung der Nieren und zusätzlichen bakteriellen Entzündungen der Herzinnenhäute und Herzklappen. Bei der primär chronischen Polyarthritis (Polyarthritis rheumatica) kann sich der fieberhafte Prozeß über Jahrzehnte hinziehen. Einzelne oder viele Gelenke können gleichzeitig oder nacheinander befallen werden. Es besteht bei den Betroffenen, was erblich bedingt sein kann, eine krankhafte „Antikörperbildung", die mit dem körpereigenen Gelenkgewebe reagiert und eine zerstörende Entzündung bzw. eine Wucherung auslösen kann. Es kommt also zu einer Antigen-Antikörper-Reaktion. Normalerweise dienen solche Vorgänge der Infektabwehr oder Immunität. Hier liegt offensichtlich ein angeborener Immundefekt/Schaden vor, der sich in einer Eiweißverwertungsschwäche des Körpers äußert.

Eine solche Form des chronischen Gelenkrheumatismus wird auch als „Bechterew-Krankheit" bezeichnet. Diese Krankheit kann bis zu einer völligen Versteifung der Wirbelsäule führen. Etwa 90% aller Bechterew-Patienten tragen das Merkmal des HLA-B 27 Antigens, während es in der gesunden Allgemeinbevölkerung nur zu etwa 7% verbreitet ist (Abb. 8).

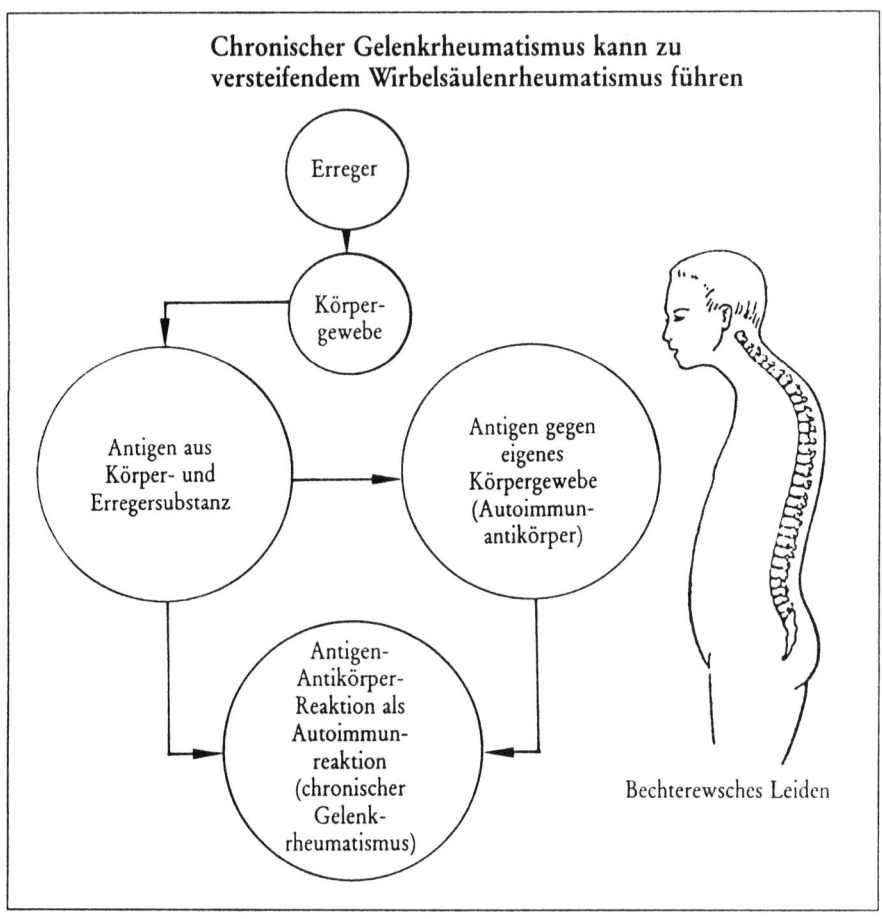

Abb. 8:
Morbus Bechterew

Eine Sonderform der entzündlichen Gelenks-Erkrankung, deren Ursache vergleichsweise gut bekannt ist, ist die Gicht (Arthritis urica). Gicht ist eine Wohlstandskrankheit und die Folge einer überhöhten Harnsäurekonzentration in den Körpersäften durch eiweißreiche Überernährung. Bei einer bestimmten Höhe des Harnsäurespiegels kommt es zur Bildung von Harnsäurekristallen, die im Bindegewebe und in den Gelenken abgelagert werden. Diese führen zu einer höchst schmerzhaften Entzündung. Gleichfalls können die abgelagerten Harnsäurekristalle auch außerhalb der Gelenke knotige Ablagerungen hervorrufen. Die befallenen Gelenke schwellen an, sind gerötet und fühlen sich warm an. Wiederholte Gichtanfälle können das betroffene Gelenk im Laufe der Zeit zerstören.

Die Gichtschmerzen gehen oft mit Schüttelfrost und hohem Fieber einher. Gicht ist nicht nur eine Gelenkerkrankung, sondern eine Allgemeinerkrankung.

Im Rahmen der Behandlung rheumatischer Erkrankungen, vor allem der Gicht und der Arthrosen, geht es darum, die Übersäuerung der Gewebe durch eine harnsäure- und eiweißarme Kost zu entlasten. Am besten erfolgt deshalb die Umstellung auf eine purinstoffarme, vollwertige Ernährung mit viel faserreichen Rohkostanteilen. Auch der Verzicht auf bestimmte Kohlenhydrate (Zucker, weißes Mehl als Säurequelle) wird empfohlen. Weitere Behandlungshilfen bei Rheumakrankheiten sind: Bewegungstherapie, Atemgymnastik, Dampfkompressen, ansteigende Heilbäder, Entspannungsübungen und nun vor allem auch die Dermapunktur-Massage.

Schmerzbehandlung

Medikamentöse Behandlung

Zur Schmerzlinderung dienen nach wie vor die zahlreichen traditionellen Analgetika (schmerzstillende Mittel). Insbesondere sind das solche Präparate, die gleichzeitig eine fiebersenkende Wirkung besitzen, wobei es sich um Derivate schwacher Carbonsäuren wie die Acetylsalicylsäure oder das Anilinderivat Paracetamol handelt. Man unterscheidet ferner dabei zwei sehr unterschiedliche Gruppen von Medikamenten: diejenigen, die allein Symptome bekämpfen, wie die schmerz- und entzündungshemmenden Arzneimittel, neben den sogenannten Basistherapeutika, zu denen beispielsweise Goldpräparate, Antimalariamittel, Penicillamin und das Immunsystem hemmende Substanzen zu zählen sind. Als unverzichtbar werden schließlich die nichtsteroidalen Antirheumatika erachtet sowie Corticoide, die bei akuten Schüben von entzündlichen rheumatischen Erkrankungen genutzt werden.

Die Einnahme von Medikamenten läßt sich bei wirklich starken Beschwerden immer noch nicht umgehen. Als erstes Fertigarzneimittel zur Schmerzbehandlung kann dabei die Acetylsalicylsäure* (ASS) genannt werden. Niemals sollte sie aber auf leeren Magen oder ohne eine ausreichende Flüssigkeitszufuhr eingenommen werden. Bei schon vorhandenen Geschwüren im Magen-Darm-Trakt oder bei einer Gastritis können unerwünschte bedrohliche Blutungen auftreten. Weiterhin kann die unkontrollierte Einnahme von ASS bei einer Überdosis schwere Vergiftungserscheinungen auslösen, die jährlich immer wieder zu Todesfällen führt. Wer ASS nicht verträgt, sollte auf Paracetamol wechseln. Wenn Paracetamol in der empfohlenen Menge und nicht zu häufig eingesetzt wird, scheint es von den schwach wirksamen Schmerzmitteln die unbedenklichste Substanz zu sein. Das macht es zu einem auch für Kinder geeigneten Schmerzmittel.

---

* Megastar Aspirin. Eine unendliche Geschichte
research, Bayer Forschungsmagazin (1992) Heft 6, 4 – 21

Wie bei jeder medikamentösen Behandlung verteilt sich die Substanz im gesamten Organismus und kann damit auch andere Systeme und Funktionen beeinflussen. Verschiedene Medikamente können sich in ihrer Wirkung gegenseitig aufheben oder zusätzlich noch schädliche Wirkungen entfalten, vor allem in der Kombination mit Alkohol. Seit es Schmerzmittel gibt, dauert die Diskussion über Nutzen und Risiken der einzelnen Substanzen an.

Da eine Behandlung mit Analgetika zur Unterdrückung der Schmerzempfindung gedacht und lediglich symptomatisch ist, muß stets noch eine Klärung der Schmerzursache folgen. Nicht die symptomatische, sondern die kausale Schmerztherapie sollte an erster Stelle stehen. Nach neuen, psychophysiologischen Untersuchungen an der Universität Tübingen bestehen viele chronische Schmerzen in einem Gefühl von physiologischen (körperlichen), psychologischen (seelischen) und sozialen Faktoren, deren einzelne Elemente in wesentlichen Teilen noch geklärt werden müssen. Bei der Mehrzahl der Betroffenen sind die organischen Ursachen unauflöslich mit psychologischen Faktoren in einem schmerzproduzierenden System verbunden. Solche Schmerzpatienten berichten, im Vergleich zu Gesunden, von größeren Belastungen im sozialen Bereich, in der Partnerschaft und im alltäglichen Leben.

Sie reagieren auf die Streßfaktoren mit Schmerzen dadurch, daß sie eine erhöhte Muskelspannung nicht wieder entsprechend absenken können. Streß wird somit als Folge einer zentral beeinträchtigten Wahrnehmung von Spannung völlig anders verarbeitet. Aus diesen Erkenntnissen über die dem Schmerz zugrunde liegenden Mechanismen ergeben sich eine Reihe von sinnvollen therapeutischen Maßnahmen. Dazu gehört die Reduzierung der Streßsensibilität sowie der Muskelspannung, eine verbesserte Körperwahrnehmung und eine Steigerung des Selbstvertrauens (11).

Viele verantwortungsbewußte Ärzte in Universitätskliniken und Schmerzzentren sind heute einmütig der Auffassung, daß nicht nur der schmerzende Teil des Körpers, sondern der ganze Mensch behandelt werden muß. Besonders wichtig dabei ist die Eigenaktivität des Patienten. Der Schmerzkranke muß selbst mitmachen wollen, er muß aktiv daran arbeiten, seine Schmerzen zu besiegen. Die Ärzte zeigen nur den Weg dazu auf und lehren geeignete Methoden. Statt Tabletten gibt es ein umfassendes Schmerzbewältigungsprogramm.

Aktivität ist der Schlüssel für den Erfolg einer solchen Schmerztherapie. Dies gilt besonders für die Rückenpatienten, denn Gelenke sind zum Bewegen da. Eine Ruhigstellung kann sehr bald zur Einsteifung und Degeneration führen. Je älter ein Mensch wird, umso kürzere Zeit können seine Gelenke Ruhe vertragen, ohne verstellungsgefährdet zu sein. Die Durchblutung wird im Alter ohnehin schlechter, was sich in ruhig gestellten Gelenken dann besonders auswirkt. Deshalb sollten Patienten aktiv werden; das gilt auch als vorbeugende Maßnahme für gesunde Menschen! Schon im Altertum sagte man: „mens sana in corpore sano", und schenkte der Verhinderung von Erkrankungen mehr Aufmerksamkeit als heute.

Die besten Langzeitresultate erhält man durch einen kombinierten Einsatz sowohl medizinischer als auch physiologischer und psychologischer Maßnahmen.

Physiotherapeutische Behandlung

Zur Schmerzbehandlung ist oft eine differenzierte physikalische Therapie, besonders bei Gelenk- und Wirbelsäulenschmerzen, unerläßlich. Geholfen wird in der Regel mit einer Hydrotherapie, Elektrotherapie oder einer Bewegungstherapie. Alle diese therapeutischen Verfahren haben das Ziel, die Muskeln und das Bindegewebe zu lockern und durchblutungsfördernd zu wirken. Der Reflexbogen vom Schmerzreiz zur Verspannung und zur Durchblutungsstörung wird mit den vorgenannten Methoden unterbrochen.

Wasser ist besonders auch bei der Kneipp-Kur ein ideales Medium zur Vermittlung physikalischer Reize auf den Körper. Durch Waschungen, Wickel, Auflagen, Packungen, Güsse, Bäder und Dämpfe versuchte der „Wasserdoktor", Pfarrer Kneipp, den Körper zu „reizen" und damit ganz bestimmte Reaktionen hervorzurufen, um die Ursache einer Krankheit zu beseitigen. Mit seinem Naturheilverfahren heilte er viele Tausende, u. a. beispielsweise auch den Erzherzog Josef von Österreich, von einem Ischiasleiden. Dabei galt damals wie heute: schwache Reize entfachen die Lebenstätigkeit, mittelstarke fördern und starke hemmen sie (16).

Bei der Elektrotherapie wird mit Kurzwellen, Mikrowellen, Ultraschall und Therapie-Laser gearbeitet. Besonders in den USA wurde in den letzten Jahren die Transkutane-Elektrische- Nerven-Stimulation, auch TENS genannt, zur Schmerzlinderung eingesetzt. Bei TENS werden kurze elektrische Impulse durch Elektrodenplatten in unmittelbarer Nähe der betroffenen Nerven auf die Haut gesetzt. Ziel dieser Methode ist es, die Schmerzleitung über die aufsteigenden Nerven zu behindern. Auf diese Weise werden Kontrollmechanismen (Gate-Control-System) aktiviert und durch die niederfrequente „akupunkturartige" Stimulation der Endorphinspiegel im spinalen Liquor erhöht, sodaß eine effektive Schmerzlinderung ohne Nebenwirkungen eintritt (17).

Die Bewegungstherapie schließt Muskelmassagen, Unterwassermassagen, Bindegewebsmassagen, Reflexzonenmassagen, Lymphdrainage und eine individuell abgestimmte Krankengymnastik ein. Auch die Chiropraktik kann mit speziellen Grifftechniken Verschiebungen an der Wirbelsäule sowie entstandene Einklemmungen wieder einrichten (18).

Bekannte Naturheilverfahren können ebenfalls wesentlich zur Schmerzlinderung oder Schmerzbefreiung beitragen. Die Homöopathie (19) versucht, Krankheiten durch solche Stoffe zu heilen, deren erprobte Symptome denen der Krankheit am nächsten kommen. „Ähnliches wird durch Ähnliches geheilt". Dabei darf jedoch das Medikament nicht als Gift wirken. Zu diesem Zweck wandte der Gründer der Homöopathie, der deutsche Arzt und Naturwissenschaftler Samuel Hahnemann (1755–1843), das Prinzip der Verdünnung an, das auch als Potenzierung der Arzneistoffe bezeichnet wird.

Die biochemische Heilweise, die von dem damaligen homöopathischen Arzt Heinrich Schüßler eingeführt wurde, stützt sich auf 12 Mineralsalze, die für den Organismus des Menschen tiefgreifende, umstimmende Wirkungen haben. Schüßler untersuchte die Wirkung dieser Salze auf die Zellen im menschlichen Körper und entdeckte, daß jede Abweichung, sowohl ein Mangel als auch ein Überschuß, im normalen, gesunden Mineralhaushalt der Zellen krankheitsauslösend sein kann. Sicherlich können diese Salze bei ernsthaften Beschwerden nicht eine Therapie ersetzen, aber ihr zusätzlicher Einsatz kann einen Gesundungsprozeß positiv beeinflussen. Bei sehr vielen Beschwerden können die Funktionsmittel völlig risikolos eingesetzt werden, doch braucht man häufig etwas Geduld, bis der gewünschte Erfolg eintritt (20).

Ernährungstherapeutische Maßnahmen

Eine weitere, häufig wenig beachtete Grundlage zur Schmerzbehandlung ist auch in der Heilkraft der Nahrung gegeben. Die Nahrung sollte so beschaffen sein, daß alle Faktoren ausgeschaltet sind, die die Harmonie der Funktion von Nervenzentren stören, sie „überempfindlich" (allergisch) machen und damit in einen Abwehr- und Entzündungszustand versetzen. Gleichzeitig sollen durch die Nahrung Stoffe zugeführt werden, die den Körper in die Lage versetzen, seine natürliche Ordnung wiederherzustellen. Hier ist eine vollwertige kochsalz- und eiweißarme Kost (21) unter Verwendung von Rohsäften, Rohkost, Gemüse, Salat usw. angesagt.

Es ist bekannt, daß Vegetarier nicht so häufig an Polyarthritis erkranken wie Fleischesser. Auch sind verschiedene Untersuchungen durchgeführt worden, die zeigten, daß eine vegetarische Ernährung die Beschwerden von Rheumakranken bessert. Ein Organismus mit einer Eiweißverwertungsschwäche, wie das bei einer

Polyarthritis der Fall ist, wird durch eine übermäßige Eiweißzufuhr überfordert, sodaß Fremdeiweiß nicht mehr genügend abgebaut werden kann. Deshalb ist gerade bei rheumatischen und entzündlichen Erkrankungen eine eiweißarme und purinstoffarme Kost angesagt. Dabei braucht man nicht auf Eiweiß zu verzichten, sondern sich nur auf Nahrungsmittel zu beschränken, die weniger als etwa ein Drittel Eiweiß in der Trockensubstanz, wie etwa Gemüse und Getreideprodukte, enthalten (nach Dr. Aschoff) (21).

Eine weitere Gefahr einer übermäßigen Eiweißzufuhr ist in der dadurch entstehenden Übersäuerung der Gewebe gegeben, die bis zur Arthrose und zum Knochenschwund führen kann. Die sich aus dem Eiweißstoffwechsel ergebenden Endprodukte, nämlich Harnstoff und Harnsäure, werden normal über die Nieren ausgeschieden. Doch die schwerlösliche Harnsäure, die von den Nieren nicht ganz ausgeschieden werden kann, lagert sich auch im Gewebe und in den Gelenken ab (Gicht) und kann in den Harnwegen zu einer Grieß- und Steinbildung führen. Zuviel Eiweiß kann deshalb zum Risikofaktor für die Gefäße, die Gewebe und für die Nieren werden. In diesem Zusammenhang ist es ganz besonders wichtig, täglich für eine genügende Flüssigkeitsaufnahme zu sorgen, damit der Körper unter allen Umständen genügend Harnsäure ausscheiden kann. In der Regel sollten täglich insgesamt 2–3 Liter Flüssigkeit aufgenommen werden, davon sollten 1–1,5 Liter Wasser sein.

Bei der Gicht, die eine Folgekrankheit einer Übersäuerung ist, verlangt der Körper nach einer purinstoffarmen Kost. Da solche Purin-Basen auch Teil-Bausteine der Zellkerne sind, bildet sich beim Abbau körpereigener Zellen Harnsäure aus Purinkörpern. Da mit der Fleischnahrung dem Körper zusätzlich auch aus körperfremden Zellen Purinstoffe zugeführt werden, wird der Körper zusätzlich mit exogenen Purinstoffen belastet, was den Krankheitsprozeß fördert (12).

Ein sehr wichtiger Aspekt aus ernährungstherapeutischer Sicht ist das Übergewicht, von dem etwa jeder Vierte in der Bundesrepublik betroffen ist. Übergewicht bedeutet eine ununterbrochene Mehrbelastung für den Körper. Keiner sollte das Übergewichtsproblem deshalb auf die leichte Schulter nehmen. Man schleppt jahraus, jahrein Fett-Depots mit sich herum, doch das Herz, die treibende „Pumpe des Lebens", kann keine ununterbrochene Überlast aushalten. Das Herz wird auf die Dauer geschädigt und ein erhöhter Blutdruck kann Nieren- und Gallenleiden, Wirbelsäulenerkrankungen, Gehbeschwerden, Krampfadern und weitere Komplikationen nach sich ziehen.

In jedem Fall kann sinnvolles Fasten auch bei Schmerzkrankheiten sehr heilsam sein. Sobald der Körper keinen Nachschub mehr bekommt, ordnet er sich ganz von selbst. Heilfasten wirkt als umstimmender Reizstoß, da die Zufuhr der Zellbaustoffe und der Betriebsstoffe unterbrochen wird. Heilfasten muß jedoch von einem erfahrenen Arzt besonders sorgfältig überwacht werden. In den Tagen der Fastenzeit werden Stoffwechselreste, Säuren, Schlacken aller Art, Fettablagerungen, also insgesamt Produkte, die eine schädigende Wirkung haben, ausgeschieden. Auch die Eiweißdepots des Körpers werden angegriffen, da unter allen Umständen Gleichgewichte im Organismus angestrebt werden. Beim Fasten verschwindet alles Ungesunde. Eine gemilderte Art einer Fastenkur stellen die Obst- und Rohkosttage dar, die sich jeder Gesundheitsbewußte zum Erhalt seiner Lebenskraft und Vitalität leisten sollte.

Hautreiz- und Stimulierungsbehandlungen

Seit jeher hat man versucht, von Schmerzen gepeinigten Kranken durch eine Hautreizung Linderung zu verschaffen. Schon die Urvölker versuchten, die Haut zu reizen, indem sie an ganz bestimmten Stellen kleine Nadeln einstachen oder die Haut leicht verletzten. Der Körper reagierte darauf mit einer verstärkten Produktion von Abwehrkräften.

Seit den sechziger Jahren hat die bereits 5000 Jahre alte chinesische Akupunkturmethode einen neuen Aufschwung erlebt (22). Diese

Therapie benützt 12 sogenannte Meridiane, Energieflußbahnen, denen jeweils bestimmte Organe zugeordnet sind. Ist ein Organ geschwächt oder krank, ist auch sein Energiefluß gestört. Die Akupunktur beeinflußt nun gezielt die betroffenen Meridiane und versucht das Gleichgewicht wieder herstellen.

Der Therapeut sucht zunächst nach den geeigneten Akupunkturpunkten. Dazu stehen ihm etwa 700 genau programmierte Einstichstellen zur Verfügung und dort setzt er dann seine Nadeln aus Gold, Silber oder rostfreiem Stahl etwa 2 mm tief ein. Silberne Nadeln dienen zur Beruhigung, goldene Nadeln zur Stärkung und Stahlnadeln zur Funktionsanregung.

Dieser Vorgang ist schmerzfrei. Die Nadeln bleiben etwa 15 Minuten „liegen" und werden zwischendurch zur Förderung des Energieflusses vorsichtig gedreht oder auch auf und ab bewegt. Es ist heute gesichert, daß auf Grund einer Akupunkturbehandlung oder durch die Anwendung von Stimulationstechniken die Endorphine neben anderen Überträgerstoffen, sogenannten Neurotransmittern (z.B. Serotonin) freigesetzt werden. Letztere sind körpereigene Stoffe gegen den Schmerz, die auch das Zentralnervensystem aktivieren, sich der Schmerzminderung zuzuwenden.

Bei der modernen Variante der klassischen Akupunktur, der Elektroakupunktur, werden die Nadeln heute nicht mehr mechanisch manipuliert, sondern man verwendet sie als Elektroden, die es dem Therapeuten gestatten, Stromimpulse mit geringer Frequenz als gezielte Reize ins Gewebe zu schicken.

Eine weitere Methode der Akupunktur, die aber nicht durch Nadeln, sondern durch Druckmassage geschieht, ist die Akupressur. Die Reizung der Akupunkturpunkte wird dabei mit dem Daumen, einem Finger oder einem Akupressur-Stab durchgeführt (23)

Die sogenannte Akupunktur des Westens stammt von dem Naturwissenschaftler Carl Baunscheidt (1809–1873) (24). Dieser arbeitete gerade an der Entwicklung neuer ärztlicher Instrumente, als er in seinem Garten von mehreren Insekten in seinen von Rheuma befallenen Arm gestochen wurde. Als seine Beschwerden daraufhin verschwanden, brachte ihn das auf die Idee, eine Scheibe von etwa 2 cm Durchmesser anzufertigen, auf der 33 feine Nadeln angebracht waren. Durch eine spezielle Abschnellvorrichtung werden diese Nadeln im Rahmen einer Baunscheidt'schen Behandlung gleichzeitig wenige Millimeter in die Haut oder in den Rücken gebohrt. Dadurch werden viele künstliche Poren in die Hautoberfläche geritzt, in die anschließend ein spezielles Öl eingerieben wird. Durch diese Reiztherapie sollen schädliche Stoffwechselschlacken zuletzt den Körper verlassen können (25).

Die Haut reagiert dazu zunächst mit einer Rötung und durch die verbesserte Durchblutung sollen die Selbstheilkräfte des Organismus angeregt werden, es entstehen Pusteln, Bläschen, Schuppen sowie ein Juckreiz. Nach etwa 10 Tagen ist der hervorgerufene Hautausschlag abgeklungen und die Behandlung kann gegebenenfalls wiederholt werden. Die behandelten Hautstellen sollen dabei nicht mit Wasser in Berührung kommen und die Behandlung sollte solange dauern, bis die Haut keine ausscheidende Reaktion mehr zeigt.

Schon der Baunscheidtschen Behandlung wurde damals nachgesagt, entschlackend, entspannend, schmerzstillend, entzündungshemmend, durchblutungs- und gesundheitsfördernd zu wirken.

Die heute verfügbare Dermapunktur-Methode geht jedoch noch einen wesentlichen Schritt weiter. Durch ihre speziell konstruierten, versilberten Nadelrädchen, die auf einer Welle gelagert sind, ist man nun in der Lage, innerhalb kürzester Zeit zahlreiche Schmerzrezeptoren der Haut zu reizen, ohne dabei jedoch die Haut zu verwunden. Mikroskopische Untersuchungen haben ergeben, daß die punktuellen Impressionen auf der Haut ihre äußerste Schicht, das aus verhornten Zellen bestehende „Stratum corneum", nicht verletzen. Bei der Dermapunktur gibt es auch keine elektrischen Stromstöße, die von manchen sensibel reagierenden Patienten als unangenehm empfunden werden und sie führt dem

Körper keinerlei (Fremd-)Stoffe zu, eine zusätzliche Belastung des Körpers (26) findet also nicht statt.

Darüber hinaus besitzt die Dermapunktur-Behandlungsmethode den großen Vorteil, daß sie jedem Menschen zugänglich ist. Die Patienten können die Dermapunktur-Massage selbständig und gefahrlos nutzen und damit unter Anleitung eines Arztes in ihre Behandlung gezielt unterstützend eingreifen. Die Dermapunktur-Massage kann mit Recht schon heute als eine wesentliche Säule der Schmerztherapie der Zukunft betrachtet werden (12).

Elektroencephalogramm (EEG)

Im Elektroencephalogramm wird die Hirnaktivität registriert, d.h. es dient zur kontinuierlichen Quantifizierung von neuronalen Prozessen im intakten menschlichen Gehirn.

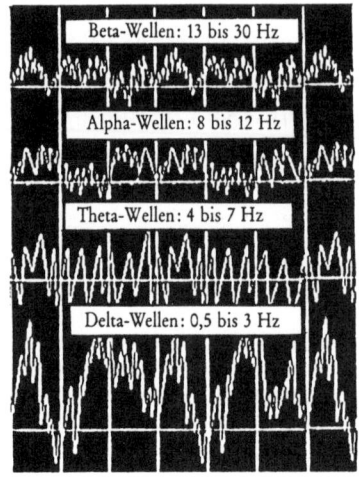

Die Beta-Bänder oder Beta-Rhythmen werden unter vielen Bedingungen beobachtet. Sie sind oft mit geistiger Wachsamkeit und Erregungszuständen verbunden.

Die Alpha-Rhythmen beinhalten den hinteren dominanten Rhythmus, bei dem es sich um die rhythmische Aktivität handelt, die normalerweise beim wachen Menschen beobachtet wird. Sie sind am besten zu erkennen, wenn die Person die Augen geschlossen hat sowie unter Bedingungen von physisch-muskulärer Entspannung und relativer geistiger Ruhe.

Das Theta-Band wird normalerweise bei Schläfrigkeit und in den späten Schlafphasen beobachtet. Es kann jedoch auch im Wachzustand vorhanden sein.

Das Delta-Band tritt normalerweise in Tief-Schlafphasen auf und wird häufig im Aufwach-Stadium bei Erwachsenen beobachtet. Es besitzt die höchste Amplitude aller beim EEG aufgezeichneten Aktivitäten.

Elektromyogramm (EMG)

Im EMG werden die Aktionsströme von Muskeln registriert, indem diese von der Haut oder mittels Nadelelektroden unmittelbar vom Muskel abgeleitet und nach Verstärkung in einem Kurvenbild aufgezeichnet werden. Man erkennt deutlich den Unterschied zwischen einer erhöhten Muskelspannung und einer Muskelentspannung.

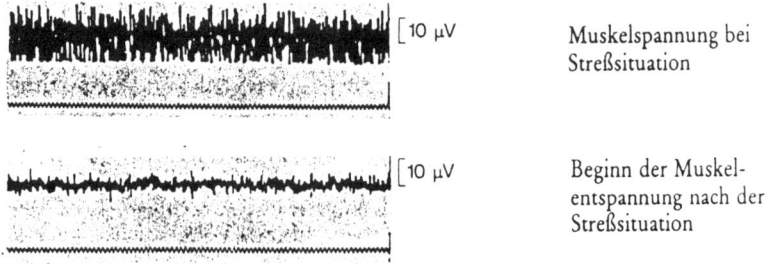

Muskelspannung bei Streßsituation

Beginn der Muskelentspannung nach der Streßsituation

Abb. 9:
Beispiele eines EEG und EMG

Neue Schmerzforschung

Im Jahre 1965 wurde durch die „gate-control"-Theorie ein neues Zeitalter der Schmerzbehandlung eingeleitet (27) und alsbald in der Transkutanen Nervenstimulierung (TENS) realisiert. Diese Methode war der Beginn für zahlreiche physiologische, pharmakologische und klinische Untersuchungen im Schmerzbereich. Die Forschungen, insbesonders der letzten 10 Jahre, gaben dabei der Hautreizung zur Schmerzbehandlung einen wissenschaftlichen Hintergrund. Heute weiß man, daß das Nervensystem über Mechanismen und Schaltkreise verfügt, um dem Schmerzerleben zu entgehen. Diese Regelkreise lassen sich nutzen, um in gewissen Fällen mit Hilfe bestimmter Reize über das Hautorgan die Kontrollsysteme des Nervensystems künstlich aktivieren zu können.

Diese der schmerzlindernden Wirkung zugrunde liegenden Mechanismen wurden für die Dermapunktur-Massage erstmals an der University of California in Los Angeles untersucht (2).

An 60 Personen wurden dazu sowohl Behandlungen mit dem Dermapunktur-Gerät als auch mit einem eigens dafür entwickelten Placebo-Gerät durchgeführt. Als Placebo-Gerät diente ein Roller, der weitgehend in Form, Größe und Gewicht dem Dermapunktur-Roller glich, aber keine Nadelspitzen besaß. Der Doppelblindversuch diente einer objektiven Beurteilung der Wirksamkeit der Dermapunktur (vergl. die Ergebnisse am Beispiel der Abb 10).

Ein Placebo-Effekt (placebo (lat.) ich werde Gefallen finden) kann auch unter der unbewußten Suggestion auftreten, das verabreichte Mittel oder das Prüfgerät habe therapeutische Eigenschaften, die jedoch in Wirklichkeit nicht vorhanden sind.

Die schon eingangs erwähnten Studien an der UCLA über die Dermapunktur-Massage wurden später ausgeweitet und betrafen die Hautleitfähigkeit, die Hauttemperatur sowie die Muskelaktivität, die nach Dermapunktur-Stimulation mittels EMG (Elektromyographie) untersucht wurden. Alle Parameter wurden jeweils vor und bis 30 Minuten nach Ende der Behandlung am „musculus trapezius" sowie der Unterarmstreckmuskulatur bestimmt, wobei sämtliche Untersuchungen unter standardisierten Laborbedingungen erfolgten.

Die Ergebnisse der Dermapunktur-Behandlung zeigten eine deutliche, weit über das Ende der eigentlichen Behandlung hinausreichende Erhöhung der Hauttemperatur. Das kann als Folge eines vasodilatorischen (gefäßerweiternden) Effektes gesehen werden. Die Hautleitfähigkeit, Ausdruck einer verstärkten sympathischen Aktivität des vegetativen Nervensystems, nahm ebenfalls signifikant zu. Diese Resultate (28) decken sich mit den Erfahrungen, die zuvor schon bei der Anwendung anderer schmerzlindernder Verfahren, insbesondere TENS (29), gemacht wurden.

Das EMG ergab eine erhebliche, lang anhaltende Verringerung der ruhenden Muskelaktivität. Diese war umso deutlicher, je höher der Muskeltonus bei Beginn der Behandlung war. Stark verspannte Muskeln wurden folglich stärker relaxiert (entspannt) als solche mit normaler Grundspannung. Sämtliche Phänomene waren von den Effekten des Placebo-Rollers klar abgrenzbar.

Durch EMG-Befunde wurden die Wirkungen der Muskelentspannung mittels der Dermapunktur-Massage bzw. der Spannungszustand der Muskulatur durch objektiv meßbare Kriterien bestätigt.

Die Wirkung der Dermapunktur-Massage auf das Nervensystem und damit verbundene Auswirkungen auf das Großhirn wurden durch computergestützte EEG's (Elektroenzephalogramm, Messung der Hirnströme) dokumentiert (2; siehe auch Abb.10).

Ein normales EEG setzt sich aus verschiedenen Welleninformationen zusammen (siehe Abb.9). Den Grundrhythmus stellen die sogenannten Alpha-Wellen dar, deren Frequenz zwischen 8 und 12 Schwingungen pro Sekunde (Hz) liegt. Sie dominieren insbesondere bei geschlossenen Augen, haben ihr Aktivitätszentrum über

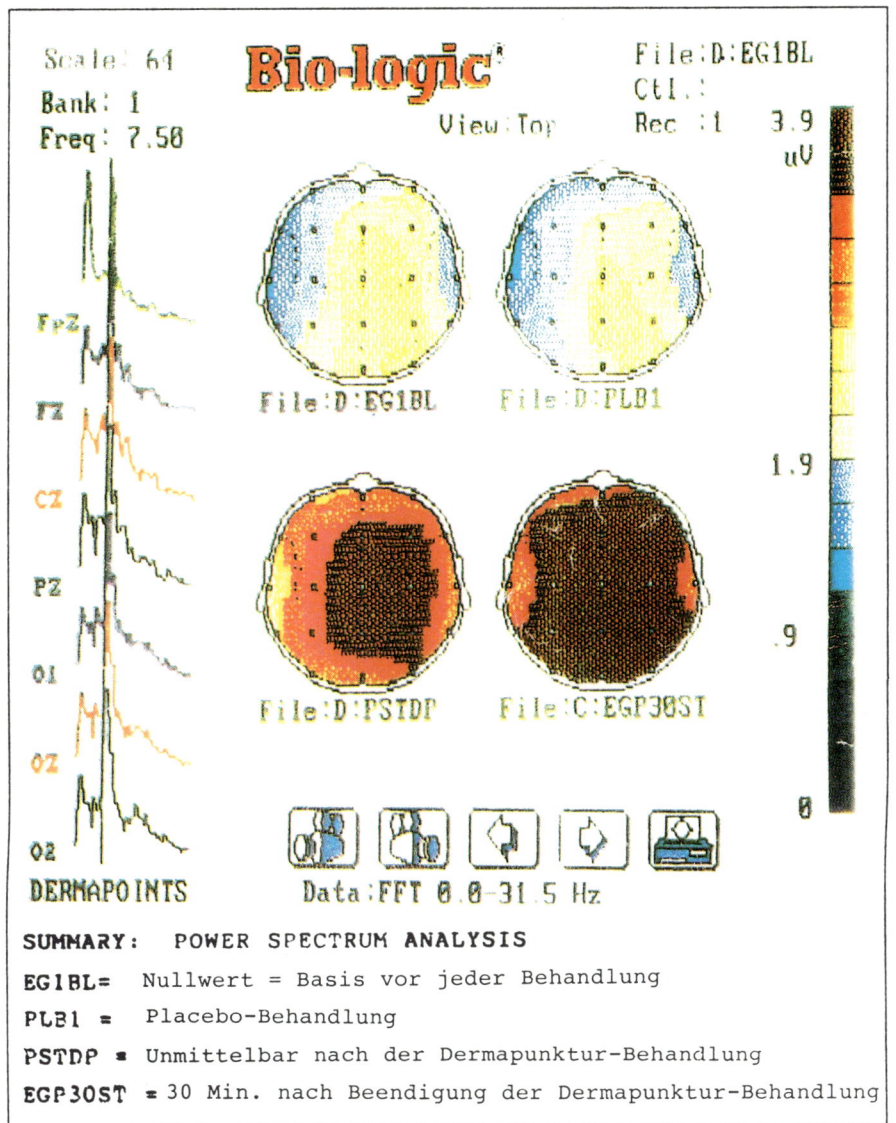

Abb. 10: Die neurophysiologischen EEG-Untersuchungen erfolgten mit dem BIO-LOGIC-Computer-Diagnosesystem „Körper-Atlas" 3-330 und physiol. Monitor-Programm USE (Firma biologic systems Corp., Mundelein IL 60060). Alle Messungen erfolgten nach dem „geschlossenen Augen-Prinzip" unter Leitung von Prof. Dr. Ken Tachiki, Clin. Physiopharmakolog. und Neuro Chemistry, UCLA

dem Hinterhaupt und entsprechen innerer Ruhe, Ausgeglichenheit und Entspannung. Beim Öffnen der Augen überwiegt unmittelbar der sogenannte Beta-Rhythmus, der unregelmäßiger ist und eine Frequenz von 13 – 30 Hz aufweist. Diesen Vorgang bezeichnet man als Alpha-Blockierung oder Arousal-Reaktion (Augenöffnungseffekt). Andere Wellen (Delta, Theta) werden im Kindesalter, beim Schlaf und bei Hirnschäden beobachtet.

Auch Patienten mit chronischen Schmerzbildern zeigen häufig Veränderungen im Vergleich zum normalen EEG, vor allem in Form einer Abschwächung der Alpha-Wellen. Durch die Behandlung solcher Schmerzpatienten mit der Dermapunktur-Methode konnten die normalen EEG-Verhältnisse wiederhergestellt werden. Insbesondere kam es wieder zu einer Dominanz der Alpha- und Beta-2-Wellen sowie zu einer Verlagerung des Aktivitätszentrums nach okzipital (Hinterhaupt).

Die beteiligten Wissenschaftler der University of California in Los Angeles, TACHIKI, GROVE und WEILER, interpretieren diese Entdeckung als Beweis dafür, daß die Dermapunktur-Behandlung nicht allein am Ort des „Geschehens", also in den schmerzenden Körperregionen, zu meßbaren und für den Patienten spürbaren Therapieerfolgen führt, sondern daß vor allem auch die im Zentralnervensystem stattfindende Verarbeitung der Schmerzsignale in positiver Weise beeinflußt wird. Durch chronische Schmerzen beeinträchtigte Funktionen werden wieder normalisiert (2).

Die Dermapunktur-Massage

Entwicklung der Dermapunktur-Massage

Der Dermapunktur-Anti-Schmerz-Roller verdankt seine Existenz einer Zufallsbeobachtung, die richtig interpretiert wurde und Anlaß zur systematischen Entwicklung gab. Der Erfinder der Dermapunktur-Massage-Roller wurde jahrelang selbst von Rückenschmerzen gequält. Da brachte ihn eines Tages ein gedankenlos und spielend immer wieder über den Handrücken geführtes Schnittmusterrädchen auf die Idee, dieses für die Schmerzbehandlung einzusetzen. Während er nämlich das Schnittmusterrädchen spielend über den Handrücken führte, ließen allmählich seine Schmerzen nach. Da er nichts weiter dazu getan hatte, veranlaßte ihn diese zufällige Beobachtung, gedanklich einen Zusammenhang zwischen der offenkundlichen Schmerzminderung und den spielend ausgelösten Hautreizen herzustellen. Da er sich zuvor lange schon mit seinen Schmerzen gequält hatte und außer Medikamenten keine Hilfe zu erhalten war, nahm er sich vor, diesen Befund zu überprüfen.

Dazu montierte er eine Reihe solcher Rädchen nebeneinander auf eine Achse und rollte damit großflächig über seine Haut. Zu seinem großen Erstaunen wurde er immer wieder schmerzfrei, wenn er diese einfache Behandlung anwandte. Das war für ihn Anlaß, nach eineinhalbjähriger Entwicklungszeit aus seinem einfachen Prototyp einen ganz speziellen Massageroller zu entwickeln. Auf einen mit einem Handgriff versehenen Stab reihte er nun 28 elastisch gelagerte, mit 560 versilberten, pyramidal geformten speziellen Nadelspitzen versehene Rädchen auf.

Die pyramidalen Nadelspitzen wurden dabei so angeordnet und berechnet, daß sie weder die Haut in irgendeiner Weise oberflächlich verletzen konnten, noch die Haut jemals zwischen zwei Spitzen gespannt wurde. Die eine Spitze hebt sich nämlich schon von der Hautoberfläche wieder ab, ehe die nächste den erwünschten

Die Dermapunkturgeräte

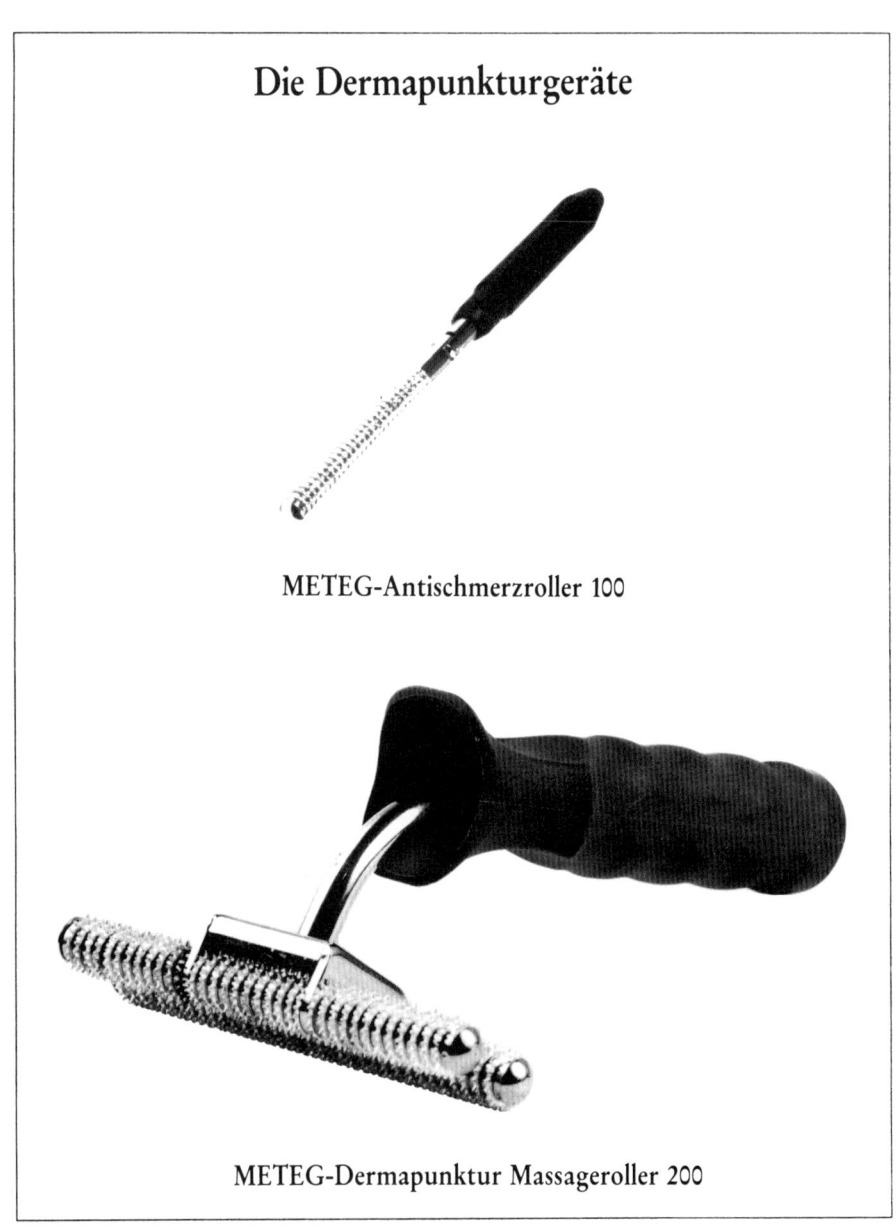

METEG-Antischmerzroller 100

METEG-Dermapunktur Massageroller 200

Abb. 11: METEG-Anti-Schmerzroller 100 und Massageroller 200

Punktreiz setzt. Das war der erste Dermapunktur-Roller zur Schmerzbehandlung und dafür wurden ihm in- und ausländische Patente erteilt (30).

Einzelberichte von Patienten verursachten schon bald weltweites Interesse an der Dermapunktur. Grundlagenforscher und Kliniken befaßten sich infolge dieser Berichte alsbald systematisch mit der Dermapunktur und erzielten damit überraschende Befunde. Täglich nur 8 bis 10 Minuten intensive Massage helfen inzwischen zahlreichen Patienten, besonders bei Migräne, Rückenschmerzen, Schlaflosigkeit, Streß und rheumatischen Leiden.

Bereits im Jahre 1986 auf dem 10. Weltkongreß für Naturmedizin in Malaga (Spanien), berichtete Dr. B. Faber aus Holland erstmals über die Erfolge mit diesem Massageroller. Im Gegensatz zu jeder medikamentösen Behandlung zeichnet sich die Dermapunktur-Therapie dadurch aus, daß sie als reine Physiotherapie dem Körper keine (Fremd-)Stoffe zuführt und damit häufig auftretende Unverträglichkeiten und Nebenwirkungen sicher ausbleiben. Außerdem wird der Patient aktiv in die Maßnahme seiner Genesung eingebunden, indem er nach kurzer Einweisung die Behandlung in den meisten Fällen schon selbst durchführen kann.

Von überall her kamen und kommen immer noch Berichte, Erfolgsmeldungen und Dankschreiben. Inzwischen wird die Dermapunktur-Massage in vielen europäischen Ländern und in den USA sehr erfolgreich zur Schmerzbehandlung angewandt (31).

Besonders in den USA hat eine sehr große Nachfrage nach Dermapunktur-Rollern eingesetzt. Gezielt wird die Dermapunktur-Massage dort besonders im Profi-Sport angewendet, sodaß Dr. James Mac Elhaney berichtete, daß schon drei Profi-Basketballmannschaften, darunter die bekannten „Washington Bullets", alle ihre Spieler mittels Dermapunktur vor und nach den Spielen behandeln.

Gerade im Sportbereich wird die Dermapunktur-Behandlung von Sportlern und Athleten inzwischen auch in der Bundesrepublik Deutschland sehr geschätzt, da durch die Behandlung mit dem Dermapunktur-Roller sowohl beim Aufwärmtraining eine Lockerung der Muskulatur als auch nach den Wettkämpfen eine schnelle Entspannung erreicht wird.

Auch auf dem Gebiet der Kosmetik, besonders im Rahmen der Cellulite-Behandlung, hat der Dermapunktur-Roller schon erstaunliche Erfolge aufzuweisen. Er fördert die Durchblutung, Stoffwechselprodukte werden aus den Geweben abtransportiert und die Nährstoffzufuhr durch eine optimierte Matrix verbessert. Durch die Untersuchungen an der University of California, Los Angeles, wurden schon früh für die Wirksamkeit der Dermapunktur Daten geliefert und die dort gewonnenen Meßwerte inzwischen auch andernorts wissenschaftlich bestätigt.

So urteilt ein Mediziner, der die Dermapunktur-Methode selbst seit längerer Zeit anwendet: „Das Prinzip der Akupunktur, Akupressur – und ebenso des Dermapunktur-Massage-Rollers beruht darauf, daß über Reizungen gewisser Punkte an der Körperoberfläche Störungen im äußeren oder inneren Bereich günstig beeinflußt oder gemindert werden können."

Selbstverständlich kann man diese Punkte auch mit anderen Methoden reizen, wie z.B. durch Wärme in jeder Form, Kurzwellen, Ultraschall, Massagen oder Laserstrahl-Behandlungen. Nur, dazu ist stets eine ausgebildete Behandlungsperson oder ein aufwendiges Gerät erforderlich. Mit dem Dermapunktur-Massage Roller lassen sich dagegen in einfacher Weise Selbstbehandlungen durchführen, sofern keine Gegenindikation gegeben ist, was in Zweifelsfällen ein Arzt beurteilen muß.

Mit dem Dermapunktur-Massage Roller erhält die Selbstbehandlung eine noch weitergehende Bedeutung: einmal, den nach ärztlicher Behandlung verbesserten Zustand zu stabilisieren und einen Rückfall zu verhindern. Zum anderen, der Patient kann lernen, die anfälligen Schmerzbereiche vorbeugend zu beeinflussen.

In vielen Fällen weiß er ja um seine immer wiederkehrenden Beschwerden, die durch besondere Anlage, infolge Abnutzung oder Überlastung schon entstanden sind oder noch weiterhin entstehen können.

Nachdem Tablettenmißbrauch, Medikamenten-Nebenwirkungen und Tablettengewöhnung in letzter Zeit in die Schlagzeilen geraten sind, hat die Dermapunktur als medikamentfreie, einfach durchzuführende „Hilfe zur Selbsthilfe" viele Anhänger gefunden und zahlreichen Menschen das Leben wieder lebenswert gemacht. Man darf sich jedoch nicht verleiten lassen, unkontrolliert Selbstdiagnosen zu stellen, deren mögliche Folgen man nicht übersehen kann. Deshalb sollte man sich in jedem Zweifelsfall von einem Hausarzt beraten lassen. Dieser kann die Behandlungstechnik noch erläutern und zeigen, daß die Dermapunktur-Behandlung ein Schritt in die richtige Richtung ist.

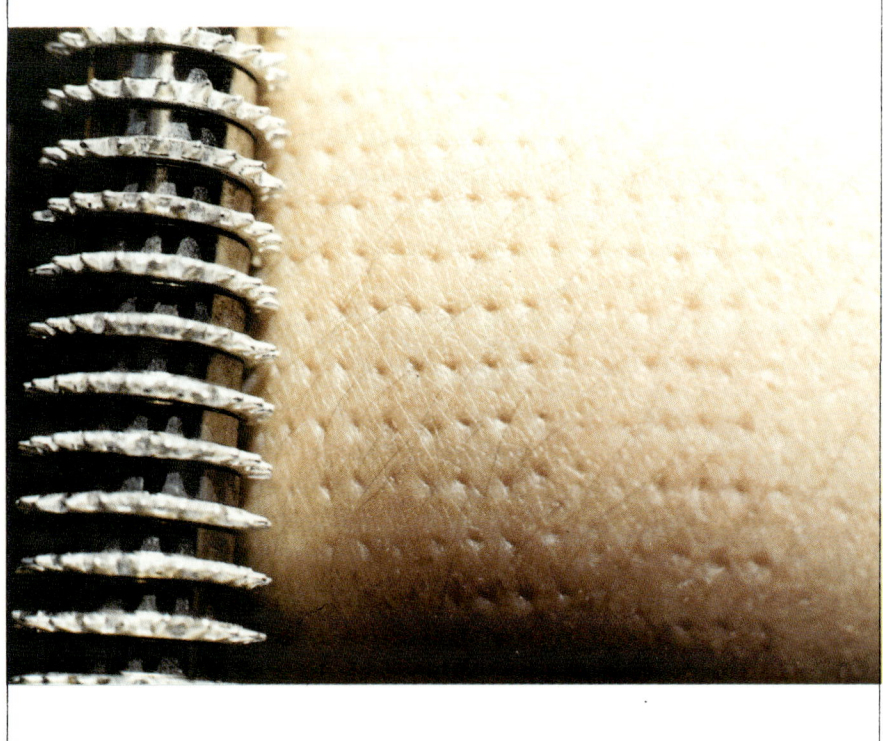

Die Nadelspitzen und das Gewicht des Dermapunktur-Rollers sind so ausgelegt, daß es bei richtiger Anwendung zu einer raschen Schmerzlinderung kommt und keine Nebenwirkungen auftreten.

Abb. 12:
Punktreize auf der Haut durch Dermapunktur

Anwendung der Dermapunktur-Massage

Den Dermapunktur-Massage-Roller gibt es in zwei verschiedenen Ausführungen (Abb. 11). Den METEG-Dermapunktur-Massage-Roller 200, ein Doppelroller mit 1360 feinen, beweglichen Silbernadeln zur Ganzkörpermassage und den METEG-Dermapunktur-Massage-Roller 100, ein Einfachroller mit 560 feinen versilberten Nadelspitzen, für kleinere Körperpartien und Gelenke sowie besonders für die selbst durchzuführende Behandlung des Hals- Schulter- und Armbereichs. Die METEG Dermapunktur-Massage-Roller werden heute auch schon oft als „Anti-Schmerz-Roller" bezeichnet.

Der Dermapunktur-Roller soll zur Behandlung stets mit nur leichtem Druck (bitte keinen zu großen Druck aufwenden) zügig über die Haut hin- und hergefahren werden. Der Druck auf die Haut entspricht dabei in etwa dem Eigengewicht der Geräte. Das läßt sich leicht üben und überprüfen, da eine optimale Dermapunktur-Massage am Unterarm bei richtiger Anwendung nach 30 Sekunden eine leichte Rötung zeigen sollte, ohne jedoch länger Druckspuren zu hinterlassen. Die beweglichen, abgestumpften Nadelspitzen, die auf den beweglichen Rädchen sitzen, erzeugen dabei zahlreiche Reize an den verschiedenen Rezeptoren der Hautorgane und lösen Nervenreflexe aus, die sowohl Selbstheilungskräfte als auch schmerzhemmende körpereigene Systeme aktivieren. Es entsteht niemals ein Druckschmerz, sofern die Dermapunktur-Massage richtig durchgeführt und der Roller funktionsgerecht angewandt wird.

Sehr günstig ist zur Schmerzminderung das Zwei-Stufen-Schema der Dermapunktur-Behandlungsmethode:

Erste Stufe: Ganzkörpermassage (rechtes Bein – linkes Bein – rechter Arm – linker Arm – Rücken – Bauch – Brust – Nacken – Kopf – eventuell Fußsohlen und Handinnenflächen zusätzlich massieren).

Antischmerz-Roller 100

560 versilberte Nadelspitzen für die Behandlung von Stirn, Schläfen, Nacken, Schultern, Händen und Gelenken

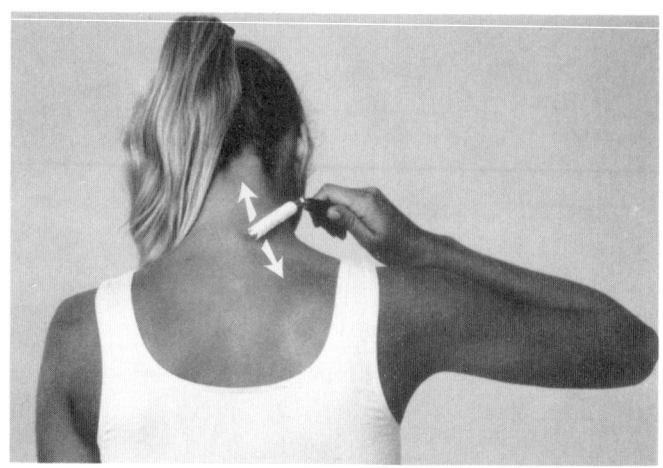

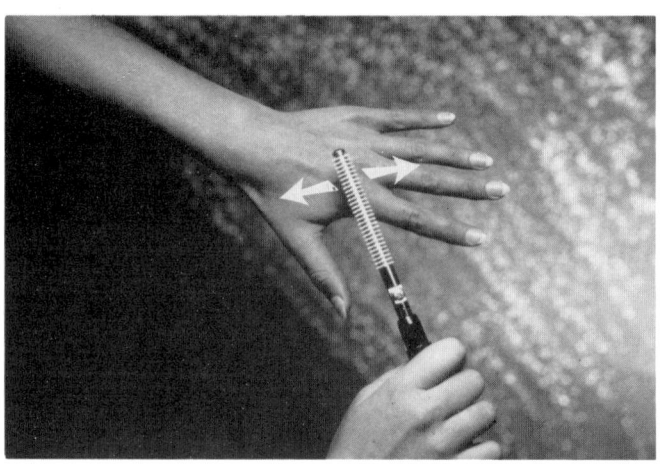

Abb. 13: Der METEG-Dermapunktur-Roller 100 gestattet, die Behandlungsachse abzuwinkeln, um den Rücken und Schulterbereich selbst besser behandeln zu können

Antischmerz-Roller 200

1360 versilberte Nadelspitzen, für die Ganzkörpermasssage
bzw. größere Körperflächen wie Rücken und Beine

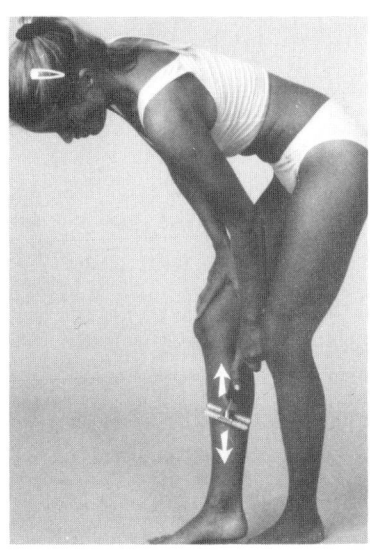

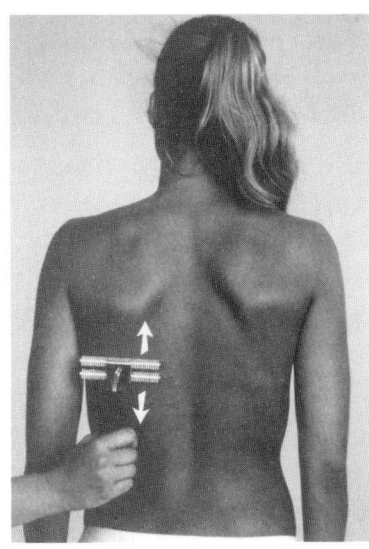

Abb. 14: Der METEG-Dermapunktur-Roller 200 ist besonders für großflächige Behandlungen geeignet sowie für alle die Fälle, bei denen eine Person die andere behandelt

Zweite Stufe: Behandlung der schmerzenden Körperteile, und die gezielte Massage von Reflexzonen.

Bei Kopfschmerz und Migräne müssen wegen des Lymphstroms Brust, Schultern, Nacken, Hals, Stirn und Schläfen immer von unten nach oben leicht und zügig behandelt werden. Dabei darf die Richtung zur Anwendung des Rollers nach eigenem Empfinden frei gewählt werden (Abb. 13 und 14).

Um einen optimalen Erfolg zu erzielen, ist es wichtig, die Anwendungen besonders bei chronischen Erkrankungen (vergl. Abb. 15–16) täglich zweimal jeweils etwa 10 Minuten lang durchzuführen (siehe Abb. 17). Nach Besserung der Beschwerden kann die Behandlungsdauer später verkürzt werden. Aber nur die regelmäßige Anwendung der Dermapunktur-Roller bringt zuletzt auch den gewünschten Erfolg.

Durch die Dermapunktur-Massage kann eine Aktivierung des gesamten Körpers eintreten, so daß bei Behandlungen am Abend gelegentlich bei empfindlichen Patienten mit eventuellen Einschlafstörungen zu rechnen ist. Deshalb sollte zunächst nur morgens und am frühen Abend behandelt werden.

Vorsicht: Bei offenen Beinen, Venenentzündungen und starken Krampfaderbildungen sollten diese Bereiche keinesfalls behandelt werden. Vorsicht ist unbedingt auch bei Hauterkrankungen sowie anderen ansteckenden Krankheiten angezeigt.

Aus hygienischen Gründen und zur Werterhaltung sollte die Reinigung der Roller ein- bis zweimal wöchentlich in heißem Wasser mit einem Spülmittel und einer Nagelbürste durchgeführt werden. Dadurch werden Hornschuppen und Hautrückstände entfernt. Zuletzt mit heißem Wasser nachspülen und auf einem weichen Handtuch trockenrollen. Zusätzlich kann auch mit Dermacidal* desinfiziert werden, da dieses Desinfektionsmittel material-hautfreundlich und giftfrei ist.

---

*Dermacidal®; haut- und materialfreundliches Desinfektionsmittel; in Kosmetikinstituten und Sanitätshäusern erhältlich.

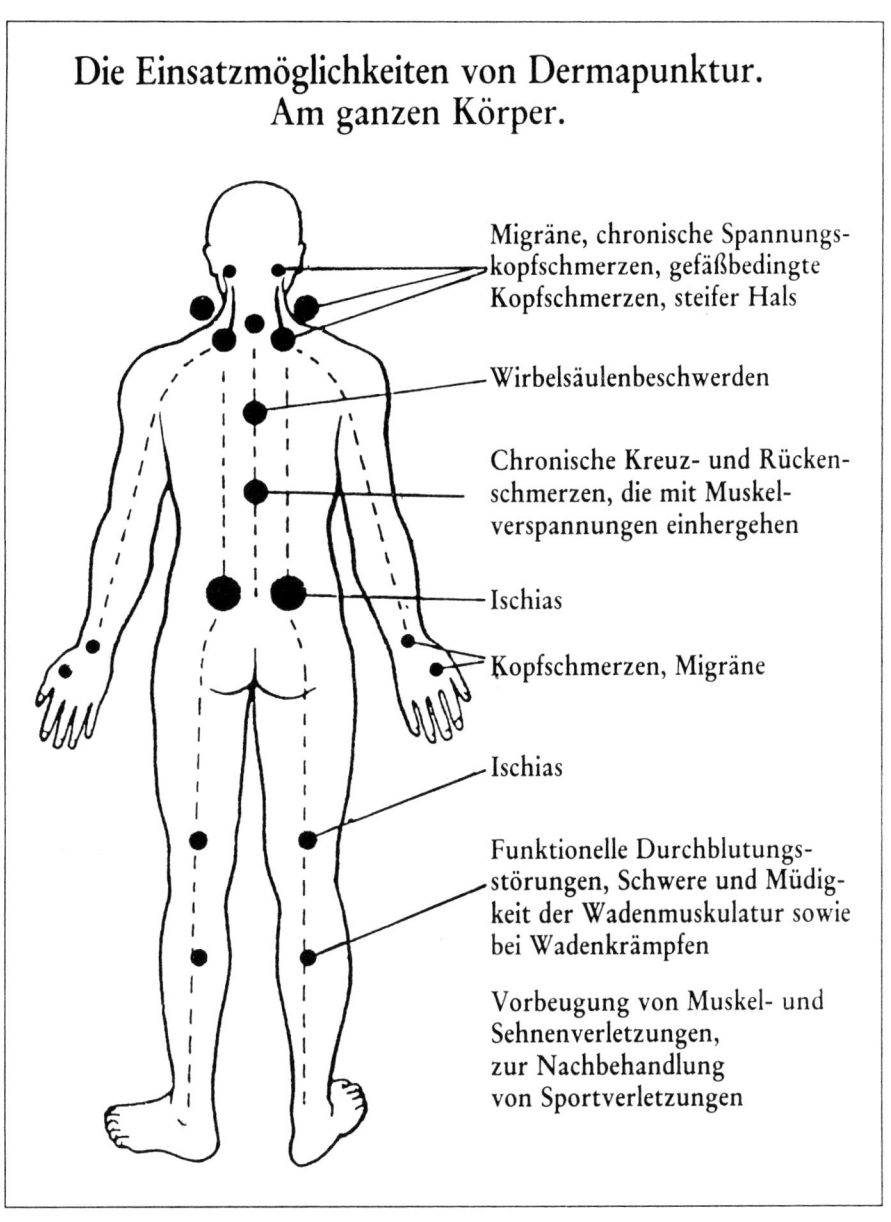

Abb. 15: Indikationen für die Dermapunktur 1

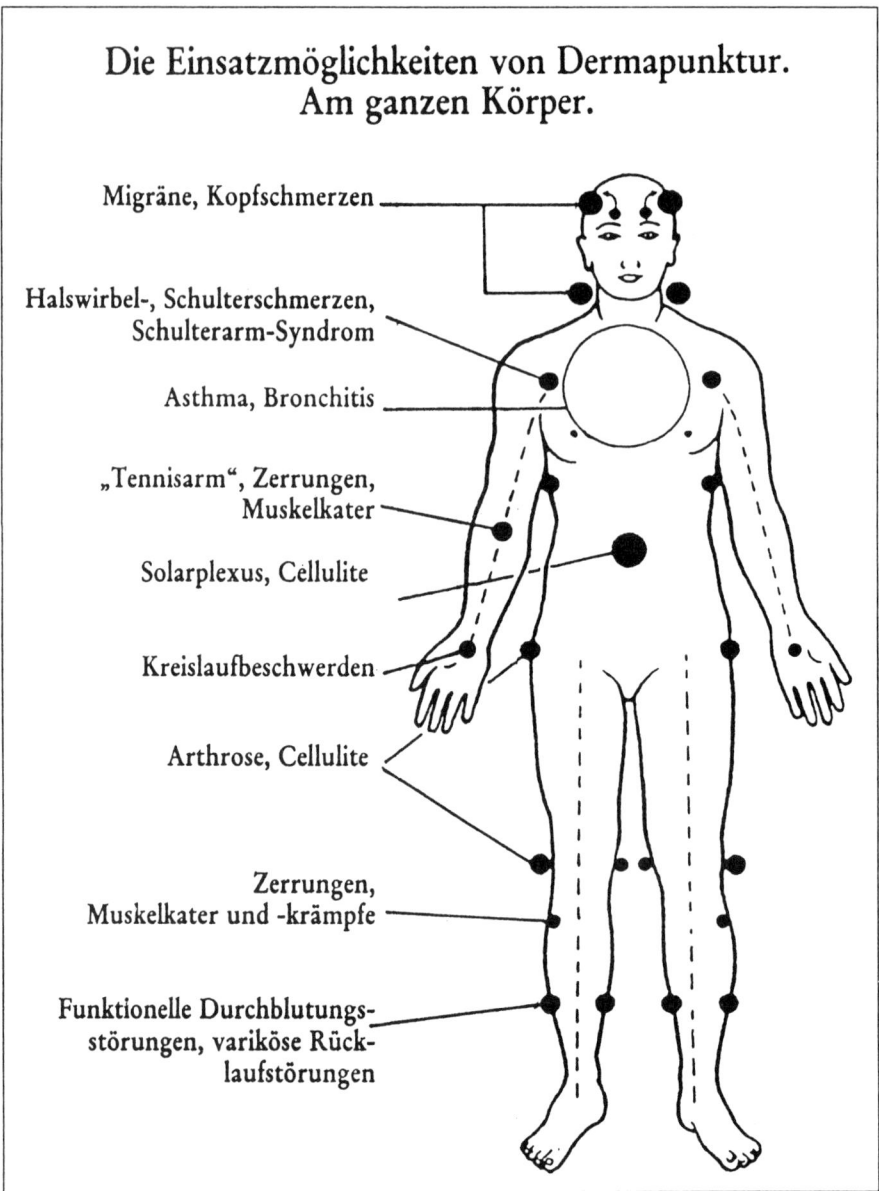

Abb. 16: Indikationen für die Dermapunktur 2

Schmerzdiagnose (vom Arzt abklären lassen)	Massieren Sie mit dem Dermapunktur-Antischmerz-Roller diese Zonen:	Dauer
Migräne, steifer Hals, Kopfschmerzen	Beginnen mit Brustkorb (Lymphsystem), Schultern, Nacken. Dann seitlich der beiden Halsschlagadern sowie Stirn und Schläfen. Morgens und abends – auch vorbeugend massieren. Leicht und schnell massieren.	8 – 10 Min.
Rheumatische Leiden, Arthrose	Ganzkörpermassage sehr wichtig, weil dadurch das gesamte Lymphsystem in Bewegung gebracht wird und Schlacken- und Giftstoffe abtransportiert werden.	10 – 15 Min.
Ischias, Rückenschmerzen, Wirbelsäulenbeschwerden	Entlang der Wirbelsäule – in Abschnitten von 30 cm – genau da, wo Sie den Schmerz wahrnehmen, leicht und schnell.	8 – 10 Min.
Überreiztheit, Müdigkeit, Streß, Schlaflosigkeit und Kreislaufbeschwerden	Handgelenke innen, Schläfen und Solarplexus. Auch hier leicht – aber schnell.	ca. 5 Min.
Vegetativ bedingte Störungen, Mattigkeit, geistiges Erschlaffen, Überreiztheit, „Ich-fühl-mich-nicht-wohl-Zustand"	Schläfen und Solarplexus. Handgelenke innen, leicht und schnell.	5 – 6 Min.
Zur Linderung von Asthma und Bronchitis	Kehle, Schulter und Bronchien.	8 – 10 Min.
Zu behandelnde Bereiche, Problemzonen	**Anwendungsempfehlungen**	**Dauer**
Vorbeugung gegen Cellulite	Oberschenkel, Gesäß und Hüfte nach dem Duschen behandeln.	ca. 5 Min. 2×/Woche
Cellulite an Beinen, Oberschenkeln und Oberarmen	Über die gesamten Problemzonen das Massagegerät schnell hin- und herrollen. Ggf. den Druck etwas verstärken.	2× täglich ca. 8 – 10 Min.
Dellan an Po und Bauch	Leichtes und schnelles Rollen an Bauch und Po. Das trainiert die Muskulatur und beugt Schwangerschaftsstreifen vor.	5 – 10 Min.
Schlaffe Haut an Busen und Dekolleté. Zur Steigerung des Lymphabflusses	Mit sanftem Druck Busen und Dekolleté behandeln. Leicht und schnell hin- und herrollen.	ca. 5 Min.
Diagnose im Sport	**Massieren Sie mit dem Dermapunktur-Massageroller diese Bereiche:**	**Dauer**
Vermeidung von Sportverletzungen	Vor dem Training die Muskeln massieren, die am meisten beansprucht werden. Zum Beispiel: beim Fußballspieler die Beinmuskulatur.	15 – 20 Min.
Zerrungen, Sehnenverletzungen, Muskelkrämpfe	Über die Problemzonen das Massagegerät schnell hin- und herrollen	15 – 20 Min.
Zur Regeneration muskulärer Verspannungen	Als Zwischenmassage die strapazierten, verspannten Muskeln lockern. Zum Beispiel beim Golfer die Schulter-Nackenmuskulatur.	2 – 3 Min.
Muskelkater	Die stark trainierte Muskulatur nach dem Training – nach einer kurzen Erholungspause – als Teilmassage oder Ganzkörpermassage behandeln.	15 – 20 Min.

Abb. 17: Anwendung der Dermapunktur-Massage

Wirkungen der Dermapunktur-Massage

Auf die verschiedenen, positiven Wirkungen der Dermapunktur-Massage wurde zuvor schon verschiedentlich hingewiesen. Jetzt sollen zusammenfassend nochmals die verschiedenen Reaktionen einer Dermapunktur-Massage aufgezeigt werden, nachdem inzwischen von fast 70 verschiedenen Anwendungsmöglichkeiten für den Dermapunktur-Massage-Roller berichtet wurde.

Durch das Rollen über die Haut werden durch den punktförmigen Reiz der Nadelspitzen Haut-, Muskel- und Nervenreflexe ausgelöst oder beeinflußt. Durch die Dermapunktur-Massage ist somit nicht nur eine Punktbehandlung, sondern zugleich eine Flächenbehandlung von Haut- und Reflexzonen möglich.

Der intensive Massagereiz erzeugt im Körper verschiedene Reaktionen. Die Grundregulation des Organismus, d. h. das existierende, polyfunktionale, biochemische System wird aktiviert, die Selbstheilungskräfte des gesamten Organismus werden nutzbar gemacht und durch den Nadelreiz wird die Weiterleitung des Schmerzsignals an das Gehirn moduliert und gehemmt. Weiterhin erfolgt durch die Stimulation eine Anregung der Keratinocyten dergestalt, daß immunregulative Vorgänge aktiviert werden. Das geschieht durch die gesteigerte Synthese von Melanocyten-stimulierendem-Hormon (alpha-MSH) und Adrenocorticotropin (ACTH), die neben anderen Cytokinen von den Keratinocyten als regulierende Elemente auf das Hautimmunsystem zu wirken scheinen. Die verschiedenen Wirkungen der Dermapunktur-Massage sind folgende:

Schmerzen werden durch körpereigene Reaktionen gemindert

Das gesamte, komplizierte Netz von neuronalen Leitungsbahnen im Körper mit seinen dynamischen Verschaltungen erhält durch die pyramidenartigen Nadelspitzen des Massagerollers beim Überrollen der Haut im Rahmen der Dermapunktur-Behandlung

1. **Mechanorezeptoren**
   lassen sich nach ihrem Zeitverhalten in drei Grundtypen einteilen:
   a) Druckrezeptoren
      (langsam adaptierend, erfassen die direkte Reizung)
   b) Berührungsrezeptoren
      (rasch adaptierend, erfassen die zeitabhängige Änderung der mechanischen Reizung)
   c) Beschleunigungsrezeptoren
      (Vibrationsrezeptoren erfassen die zeitabhängige Beschleunigung der mechanischen Reizung)

2. **Thermorezeptoren**
   erfassen qualitative Unterschiede des Reizes, warm und kalt. Dieser Rezeptortyp erfaßt sowohl den absoluten thermischen Reiz als auch die Änderungsgeschwindigkeit der Temperatur.

3. **Nozizeptoren**
   erfassen schädigende Einflüsse und vermitteln den Schmerz als zugehörige Empfindung.

Abb. 18:
Die verschiedenen Rezeptoren des Hautorgans

zahlreiche Reize, die unterschiedliche Rezeptoren (Abb. 18 und 19) gleichzeitig stimulieren. Das betrifft anfangs durch das zügige Überrollen der Hautoberfläche und den dadurch auch gering gehaltenen Auflagedruck die langsam adaptierenden (sich anpassenden) Leitungsbahnen. Durch die zeitabhängige Reizänderung während des Rollvorganges werden sehr bald aber noch weitere Berührungsrezeptoren erfaßt. Nach kurzer Behandlungsdauer ist schließlich, durch die oberflächliche Reibung, ein zusätzlicher thermischer (wärmeerzeugender) Reiz gegeben, der nun auch die thermosensiblen Rezeptoren aktiviert. Zusätzlich zu den Strukturen (32; 33), die den afferenten (zuführenden) Einstrom von Signalen auf allen Stufen der Verarbeitung modulieren, können die nozizeptiven (nocere = schaden, recipere = aufnehmen) Signale auch vollständig gehemmt, d.h. am Einstrom in das Zentralnervensy-

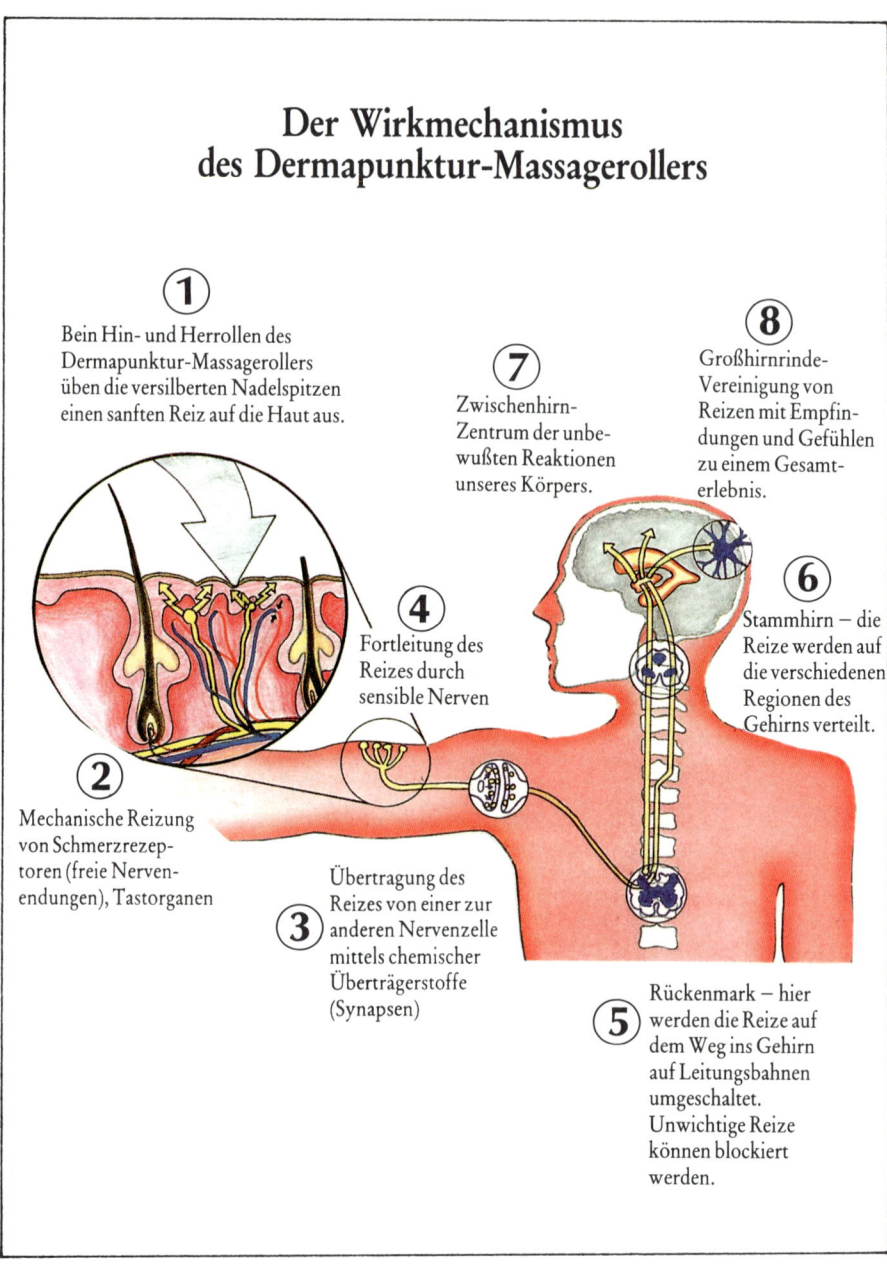

Abb. 19: Der Wirkmechanismus des Dermapunktur-Massagerollers

stem gehindert werden (12; 34). Diese endogene (im Körper selbst erzeugte) Schmerzhemmung wird bei Verletzungen vom Organismus genutzt und gezielt auf die geschädigte Körperregion geschaltet.

Die Steuerung dieser endogenen Schmerzhemmung erfolgt durch die Raphekerne im verlängerten Mark, die wiederum selbst durch Nervenzellen des zentralen Höhlengrau des Mittelhirns aktiviert werden. Efferente Signale gelangen dadurch zum Hinterhorn des Rückenmarks und hemmen entweder direkt oder indirekt über Interneurone die Nervenzellen, die den afferenten nozizeptiven Signalstrom empfangen.

Das endogene Schmerzhemmsystem wird, nach heutiger Kenntnis, insgesamt von Nervenzellen des zentralen Höhlengrau des Mittelhirns sowie durch nozizeptive Signale aus dem Vorderseitenstrang aktiviert. Eine auffällige Besonderheit ist dabei, daß im Rückenmark und im Hirnstamm Opioidpeptide (körpereigene, schmerzblockierende Substanzen) zur Signalübertragung genutzt werden, die an die synaptischen Rezeptorproteine binden (35). Letzteres erklärt auch die starke Schmerzhemmung einer systemischen oder rückenmarksnahen Gabe von exogenen Opiaten.

Das dynamische Geschehen aller dieser Wechselwirkungen zusammenfassend, läßt sich feststellen, daß die Dermapunktur durch das Ansprechen von mechanosensiblen und nozizeptiven Rezeptoren sowohl sehr schnell die Hemmungsneurone aktiviert und eine Hyperpolarisation an den Synapsen (Schaltstellen) bedingt, als auch das „gate-control-system" nutzt, um die afferenten Aktionspotentiale gezielt zu modulieren (siehe das Schema Abb. 20).

Der substantia gelatinosa muß dabei eine zentrale Bedeutung zukommen. Sie selbst besteht aus kleinen, dicht gepackten Zellen, die eine funktionelle Einheit in der Verlängerung des Rückenmarks bilden.

Die Hautstimulation mittels des Dermapunktur-Rollers führt offensichtlich zu einem Signalstrom, der zu den Zellen der „substan-

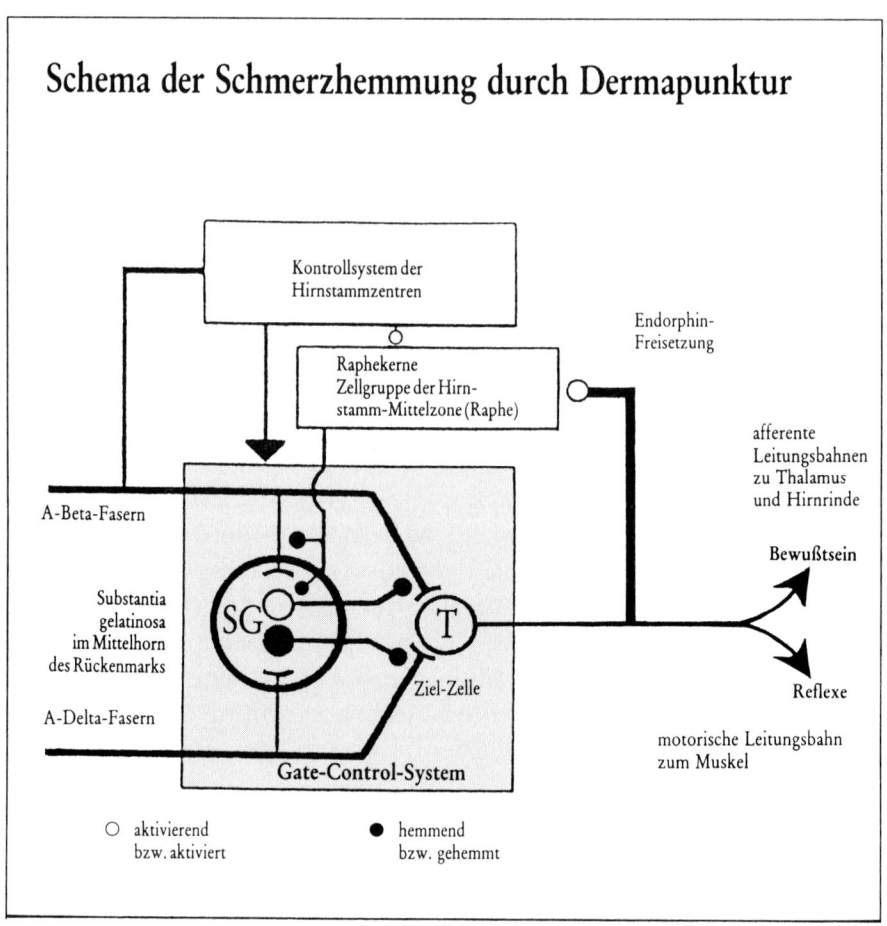

Abb. 20:
Schema der Schmerzhemmung durch Dermapunktur

tia gelatinosa" im Hinterhorn des Rückenmarks, also auch zu afferenten Leitungsbahnen zum Gehirn sowie zu den zentralen Übertragungszellen im Hinterhorn gelangt (12).

WALL und Mitarbeitern gelang es 1965, experimentell zu zeigen, daß die substantia gelatinosa als ein „gate-control-System" wirkt, das die synaptische Übertragung von peripheren zu zentralen

Neuronen moduliert. Das war schließlich Anlaß, die zuvor erwähnte Schmerz-Theorie unter der Annahme eines effektiven Gate-Control-Systems zu formulieren.

Nähere Untersuchungen haben inzwischen gezeigt, daß die A-Beta-Fasern die Übertragungsneurone im Rückenmark zunächst sehr wirksam ansprechen, doch sehr bald schon durch einen Feedback-Mechanismus der A-Delta-Fasern eine Modulation des afferenten Signalstroms erfolgt. Das geschieht, indem die Übertragungszellen der substantia gelatinosa das Membranpotential der afferenten Leitungsbahn verändern und dadurch den excitatorischen (erregendes Signal) Effekt des afferenten Aktionspotentials bestimmen.

Der schmerzmindernde Effekt wird zusätzlich durch das Freisetzen von Endorphin-Peptiden unterstützt, die wiederum für den über die eigentliche Behandlung hinausgehenden Effekt verantwortlich sind. Letzteres gibt sich auch deutlich aus dem Elektroenzephalogramm (Abb. 10) zu erkennen, wobei der Effekt durch den Abbau der endogenen Opiate zwar eine Zeitlang anhält, nicht jedoch eine Abhängigkeit induziert, da niemals eine dazu ausreichende Menge akkumuliert d.h. aufgestaut bzw. angesammelt wird 35, 36). Gleichzeitig wird dadurch aber auch verständlich, warum die Dermapunktur nicht nur die Schmerzperzeption moduliert, sondern auch die Gemütsverfassung deutlich positiv beeinflußt.

Die Behandlung chronischer Schmerzen im Bereich der Orthopädie mit Hilfe der Dermapunktur umfaßt insbesonders die Nacken- und Rückenregion und ist damit nach dem Kopfschmerz die häufigste Schmerzlokalisation chronischer Schmerzen. Schon KLEIN und BARR (37) konnten gemeinsam zeigen, daß die Dermapunktur schon heute eine komplikationslose, effektive Bereicherung der bekannten, physikalischen Maßnahmen bei Schmerzen des Bewegungsapparates ist. Auch RIBBAT fand bei allen von ihm untersuchten Schmerzsyndromen eine deutliche Reduktion der Schmerzen (vergl. Abb. 21–22) durch Dermapunktur-Massage.

Anhand dieses Farb-EMG's können Sie sehen, wie stark bei dieser Person die Schmerzen im gesamten Rückenbereich, Schulter-, Nackenbereich und Spannungskopfschmerz waren.

Dieses war vor der Behandlung mit dem Dermapunktur-Antischmerzroller.

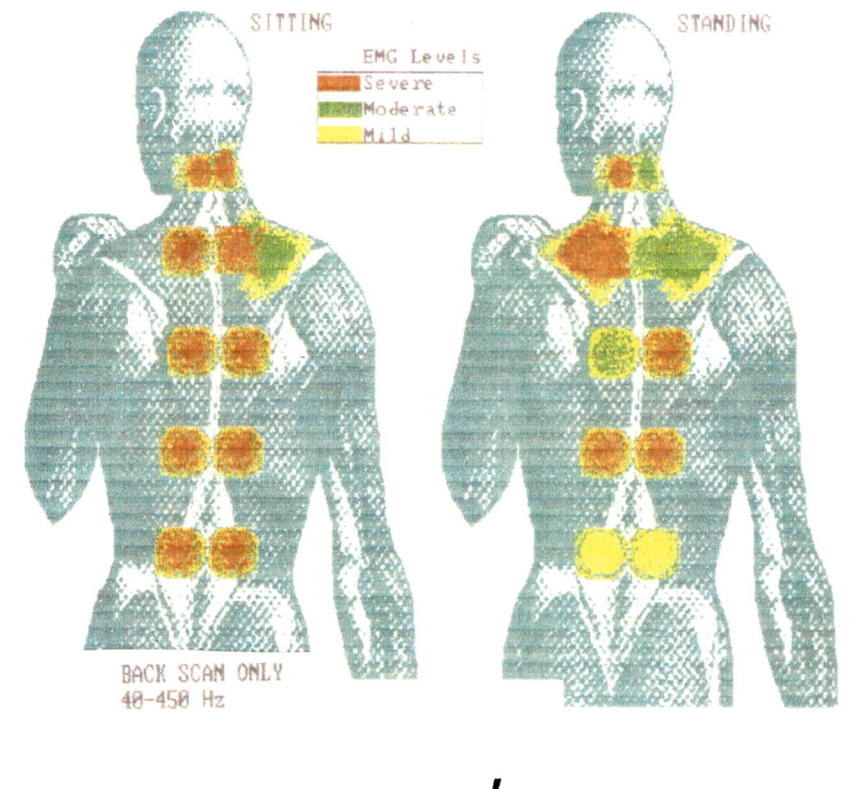

Die Aufnahmen wurden im DRK-Schmerz-Zentrum Mainz von Herrn Dr. Ribbat erstellt.

Abb. 21: Wirksamkeit der Dermapunktur, Schmerzbereiche vor der Behandlung

Anhand dieses Farb-EMG's können Sie erkennen, wie stark die Schmerzreduzierung nach einer 15minütigen Behandlung mit dem Dermapunktur-Antischmerzroller ist.

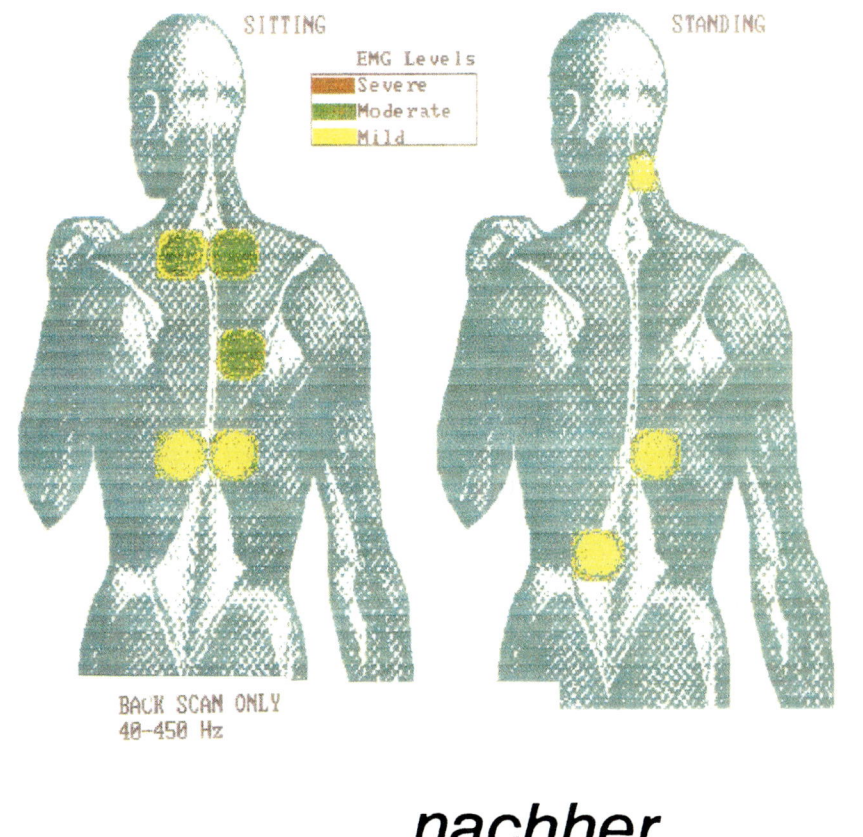

Diese Aufnahmen wurden im DRK-Schmerz-Zentrum Mainz von Herrn Dr. Ribbat erstellt.

Abb. 22: Wirksamkeit der Dermapunktur, Schmerzbereiche nach der Behandlung

Insbesondere Myogelosen (Muskelverhärtung) oder Muskelverspannungen als Folge oder Ursache orthopädischer Erkrankungen korrelieren mit EMG-Untersuchungen und der direkten Ableitung von noziozeptiven Aktionspotentialen an peripheren, sensiblen Nerven mit der Empfindungsstärke von experimentell gesetzten Schmerzreizen.

Der Nachweis von Triggerpunkten mit Auswirkung auf Schmerzen im Bewegungsapparat (38) ist heute unumstritten und erlaubt der Dermapunktur eine gezielte Anwendung zur Schmerzreduktion ohne unerwünschte Wirkungen. Dabei wird eine Reduktion der Beschwerden von >50 Prozent erzielt, was nach BEECHER (39) als erfolgreiche Therapie bewertet werden kann, zumal die betroffenen Patienten in diesem Bereich dann kaum noch eine weitere medikamentöse Schmerztherapie in Anspruch nehmen müssen. In diesem Zusammenhang wäre es wichtig, auch noch auf die Head'schen Zonen hinzuweisen.

Letztere sind Hautgebiete, in die Schmerzen innerer Organe projeziert werden, und man nennt sie Head'sche Zonen (Abb.23) nach dem englischen Nervenarzt, der sie 1893 als erster beobachtet hat. Diese Zonen zeigen eine höhere Empfindlichkeit gegenüber äußeren Reizen und sind durch die Schmerz-Fasern streng auf einzelne Segmente begrenzt.

Durch den segmentalen Aufbau ist nun wiederum eine eigene Verknüpfung von Haut- und Eingeweideschmerz gegeben. So führen beispielsweise Versorgungsstörungen oder Entzündungen innerer Organe zu einer Empfindlichkeit bestimmter Hautareale und zu Schmerz, der zur Diagnose innerer Erkrankungen dienen kann.

Die Head'schen Zonen finden ihre Erklärung in der Tatsache, daß die Vorderseitenstrangbahn des Rückenmarks nicht nur die Reize von der Hautoberfläche, sondern auch den Schmerz aus den Eingeweiden leitet. Deshalb wird er auch in den Hautarealen verspürt, die zum gleichen Rückenmarksegment gehören. Streicht ein Arzt beispielsweise mit einem spitzen Gegenstand über solche Hautareale, hat der Patient eine stärkere Empfindung als in dem unbewußten Gebiet. Die Erklärung ergibt sich durch die anatomische Verknüpfung der beiden Schmerzbahnen.

Die gleiche anatomische Eigenart wird auch beim Auflegen einer Wärmflasche genützt. Sofern diese auf die richtigen Segmente der Haut gelegt wird, reizt sie die dort gelegenen Hautrezeptoren und dann im Rückenmark gleichzeitig auch die Fasern, die zu den Eingeweidegefäßen führen. Diese werden dadurch erregt und die Durchblutung gesteigert, was auf die Entzündung hemmend wirken kann. Ein ähnlicher Reizmechanismus ist über die Head'schen Zonen im Falle der Dermapunktur gegeben.

Die Head'schen Zonen

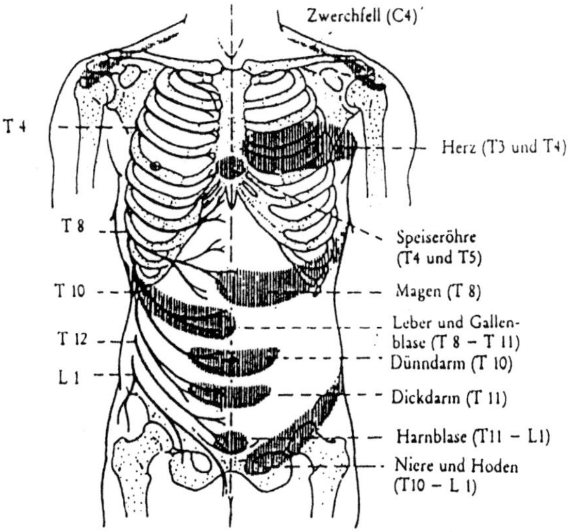

- Zwerchfell (C4)
- T 4
- Herz (T3 und T4)
- T 8
- Speiseröhre (T4 und T5)
- T 10 — Magen (T 8)
- T 12 — Leber und Gallenblase (T 8 – T 11)
- L 1 — Dünndarm (T 10)
- Dickdarm (T 11)
- Harnblase (T11 – L1)
- Niere und Hoden (T10 – L 1)

Übersicht über einige typische Head'sche Zonen innerer Organe, mit Angabe der zugehörigen Rückenmarksegmente
(aus Ewald G (1964) Neurologie und Psychiatrie, München, Urban & Schwarzenberg)

Abb. 23:
Die Head'schen Zonen

Verspannte Muskeln werden entspannt

Sowohl die Skelettmuskulatur als auch die Muskulatur der inneren Organe wird bei körperlicher und psychischer Belastung angespannt, was biologisch sinnvoll ist, sobald wir an die Kampf- und Fluchtbereitschaft des Organismus denken.

Bei Überbelastung und Dauerstreß kommt aber das vegetative Nervensystem aus dem Gleichgewicht. Die Muskeln bleiben dann angespannt, die Atmung und die Herzfrequenz werden schneller und der Blutdruck steigt.

Bei der Anspannung in den Muskeln werden die feinen Blutgefäße zusammengedrückt und die Muskeldurchblutung behindert. Sie nimmt dann stark ab und es treten ganz empfindliche Schmerzen auf. Das Muskelgewebe wird schließlich weder mit genügend Sauerstoff noch ausreichend mit Nährstoffen versorgt. Dadurch kommt der Abtransport der verschiedenen Stoffwechselprodukte und der Reste des Kohlenhydratabbaus (Kohlensäure) ins Stocken, wodurch neue, schmerzverstärkende Effekte entstehen. Es beginnt ein Teufelskreis. Schmerzen erzeugen somit eine stärkere Verspannung und eine schlechtere Durchblutung, das wiederum neue Schmerzen. Dauerhafte Schmerzen lassen die Muskulatur sich langsam immer mehr verspannen und die Schmerzen nehmen fortlaufend zu.

Mittels der Dermapunktur-Massage lassen sich sowohl Reaktionen von autonomen als auch von skeletalen Muskeln erzielen. Eindrucksvoll belegen das die Veröffentlichungen von KLEIN (40) sowie von KLEIN und BLARR (37), die im Behandlungsareal (hier Schulter-Nacken-Region) eine deutliche Entspannung schmerzhaft verkrampfter Muskeln erreichen und eine erhebliche Verringerung des Muskeltonus nachweisen konnten.

Zusammenfassend ist festzuhalten, daß vornehmlich die mit muskulären Verspannungen und Verhärtungen einhergehenden Beschwerden durch die Dermapunktur-Behandlung schnell und nachhaltig gelindert werden, so z. B. Lumbagitiden ohne radikuläre Symptomatik, Insertionstendopathien, Periarthropathien, Mygogelosen und ähnliche Krankheitsbilder. Auch bei der Behandlung von Spannungskopfschmerzen werden gute Erfolge erzielt und die damit im Zusammenhang auftretenden gefürchteten Migräneanfälle lassen sich durch rechtzeitige Behandlung in vielen Fällen bereits im Entstehen coupieren.

Bessere Durchblutung der Kapillaren

Bei der Dermapunktur-Massage werden durch die pyramidenartigen Nadelspitzen beim Überrollen der Haut zunächst die Mechanorezeptoren (Abb. 18) stimuliert. Das geschieht zuerst durch den sanften Auflagedruck, der sofort die langsam adaptierenden Rezeptoren anspricht. Gleichzeitig werden aber auch die Berührungsrezeptoren gereizt, die auf die zeitabhängige Reizänderung spezialisiert sind. Neben diesen beiden Reizen werden zusätzliche Reize durch die Vibrationsrezeptoren erfaßt, da das Überrollen der Nadelspitzen über die Hautoberfläche gleichzeitig eine zeitabhängige Reizänderung bewirkt.

Nach kurzer Behandlungsdauer erfährt das Hautorgan schon durch die Reibung einen zusätzlichen thermischen Reiz. Bedingt durch das duale Verhalten der Thermorezeptoren wird sowohl die Stimulation durch die Temperatur selbst als auch die Änderungsgeschwindigkeit des Temperatureinflusses empfunden und von den jeweils zugehörigen Rezeptoren aufgenommen.

Die Haut erwärmt sich also, und die feinen Blutgefäße dehnen sich. Die Förderung der peripheren (und zum Teil muskulären) Durchblutung erzielt eine Verbesserung im gesamten Stoffwechsel und unterstützt den Abtransport von Metaboliten (Glieder von Reaktionsketten im normalen Stoffwechsel eines Organismus).

Die UCLA-Dermapunktur-Studie (2) ergab ein Ansteigen der Hauttemperatur innerhalb von 45 Minuten im Anschluß an die Behandlung um 1,5 Grad Celsius. Interessanterweise hielt der Temperaturanstieg am Ende der Meßreihe weiter an, so daß davon

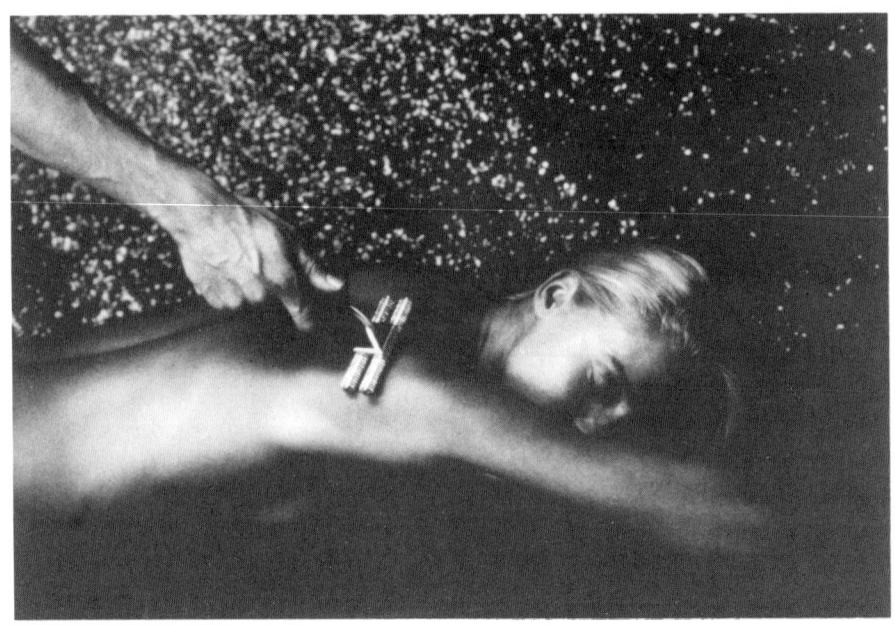

Abb. 24:
Behandlung mit dem METEG-Massageroller 200

ausgegangen werden muß, daß das Ausmaß des Temperaturanstiegs letztlich noch höher ausfällt. Ähnliches gilt für die Hautleitfähigkeit, die sich nach 40 Minuten um ca. 25 Prozent erhöht hatte und eine weiter ansteigende Tendenz besaß. Die Hautleitfähigkeit dient als Ausdruck der vegetativen Innervation (d. h. der Zuteilung der Nervenreize vom Zentralnervensystem zu den einzelnen Organen, wo sie die verschiedenen Auslösungsvorgänge hervorrufen).

Durch die zu beobachtende Dilatation (Erweiterung) der kleinen Kapillaren wird die Versorgungslage des Hautorgans deutlich verbessert und ebenfalls das lymphatische System in seiner Funktionalität unterstützt. Das macht sich besonders überall dort sehr bald bemerkbar, wo beispielsweise durch Stauungen im Gewebe sowohl ein schmerzhafter Druck empfunden wird und dadurch gleichzeitig aber auch der Abtransport von Gewebeflüssigkeit vermindert ist. Solch eine Schädigung beläßt lymphpflichtige Stoffe im Gewebe, die jedoch mittels der Dermapunktur-Massage, nach entsprechender Stimulation der physiologischen Prozesse, entsorgt werden.

Letztendlich hat die verbesserte Durchblutung eine vermehrte Entschlackung des Gewebes zur Folge und damit einen positiven Einfluß auf den gesamten Stoffwechsel und das Befinden des Patienten.

Der Lymphfluß im Körper wird unterstützt

Durch die Dermapunktur-Massage werden Muskelverkrampfungen allmählich soweit gelöst, daß der Organismus diese wieder funktionell steuern kann und durch den sogenannten sanften Druck kommt zusätzlich mechanisch ausgelöste Bewegung in den Lymphfluß des Körpers, der die Entsorgung der Matrix (Zellumgebung) im Gewebe wesentlich regelt .

Das Lymphsystem dient dadurch dem Stoffwechsel und sichert die gesunde „Umwelt" der Zellen. Die Gewebsflüssigkeit selbst gestattet die Versorgung der Zellen mit Bau- und Betriebsstoffen auch zu den nicht unmittelbar von Blutgefäßen berührten Zellen und übernimmt die dort anfallenden Abbauprodukte. Außerdem hat das Lymphsystem besondere Aufgaben im Rahmen der Infektionsabwehr zu erfüllen. Das funktionierende Lymphsystem mit seinen Lymphknoten ist deshalb als ein wichtiges Abwehrsystem des Körpers gegen eingedrungene „Feinde" zu betrachten.

Während die roten Blutkörperchen normalerweise die Gefäßbahnen nicht verlassen, dringt das Blutplasma zuerst durch die Kapillarwände und dann weiter in das Gewebe ein, was die Versorgung sichert. Die Flüssigkeit aus den Zwischenzellräumen sammelt sich später in einem dem Blutkreislauf ähnlichen Gefäßsystem, den Lymphbahnen und kehrt auf diesem Weg über eigene „Röhren" zuletzt in den Blutstrom zurück.

Ein wesentlicher Unterschied zum Kreislauf besteht allerdings darin, daß das Lymphsystem zum Gewebe hin offen, somit als eine Art Gully im Straßennetz anzusehen ist. Außerdem verfügt das Lymphsystem über Klappen wie die Venen, sodaß die „Muskelpumpe" infolge Bewegung für den Transport sorgen kann. In die Lymphbahnen sind regionale Lymphknoten eingeschaltet, die einer Filter- und Abwehrfunktion dienen. Ist im Einzugsgebiet bestimmter Lymphknoten eine Entzündung oder eine Geschwulst gegeben, dann schwellen diese an. Die genannte Lymphe wird passiv, d.h. ohne einen eigene Antriebspumpe wie das Herz, sondern allein durch die Muskelarbeit in den verschiedenen Geweben in den Brustraum befördert, wo große Lymphgefäße (ductus thoracicus und ductus lymphaticus) in das Venensystem münden.

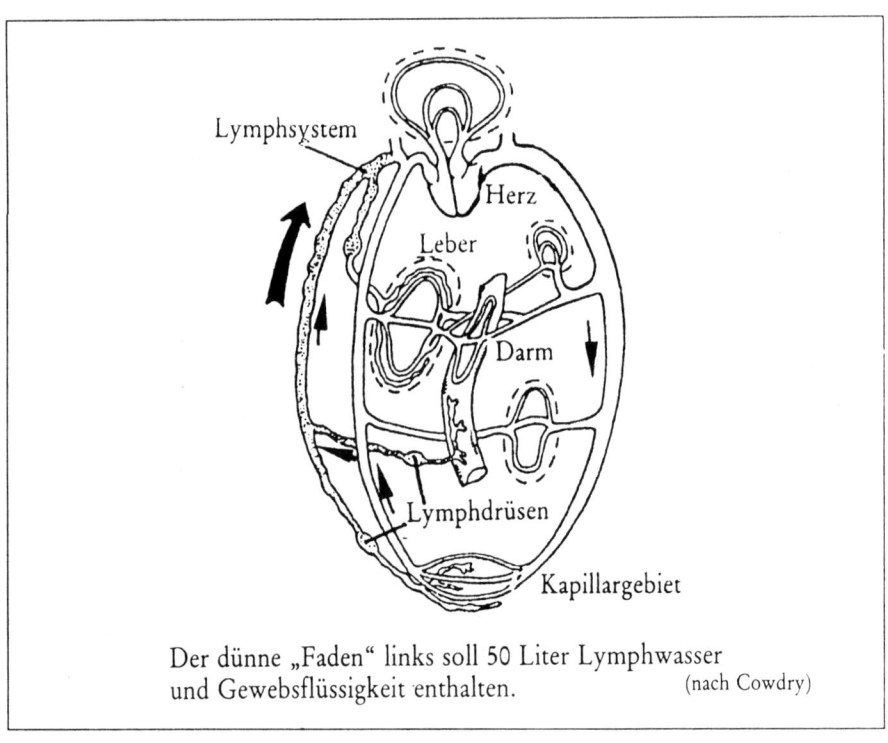

Der dünne „Faden" links soll 50 Liter Lymphwasser und Gewebsflüssigkeit enthalten. (nach Cowdry)

Abb. 25:
Diagramm des Kreislaufes

Die Lymphe entsteht somit durch Austritt von Flüssigkeit aus den Haargefäßen des Blutes in das Zellgewebe, füllt alle Lücken zwischen den einzelnen Zellen und Geweben aus und spielt im Stoffwechsel der Zellen eine große Rolle bis sie zuletzt insgesamt nach Filterung in das Venensystem zurückgeführt wird. .

Das größte Organ des Entsorgungssystems im Organismus ist die etwa faustgroße Milz, wo auch Lymphozyten gebildet und in das Blut abgegeben werden. Außerdem werden hier aber auch überalterte rote Blutkörperchen abgefangen und abgebaut. Das geschieht dergestalt, daß die Blutkörperchen während der Passage durch die Milz bestimmte Engstellen überwinden müssen. Dabei unterliegen die Erythrozyten einer extremen Verformung. Wenn nun die Elastizität ihrer Membranen infolge Überalterung nicht mehr vorhanden ist, werden sie selbst durch Hämolyse (Zerplatzen von roten Blutkörperchen) oder Phagozyten (Verdauung durch Leukozyten) abgebaut.

Da das Lymphsystem über keine „Pumpe" verfügt, wird es nur durch genügend Bewegung angetrieben. Durch unsere sitzende Lebensweise bedingt, ruht es häufig zuviel, sodaß Stoffwechselprodukte (Giftstoffe und Schlacken) länger in der Zellumgebung verbleiben. Durch solche Stauungen im Gewebe kann ein schmerzhafter Druck empfunden werden und es kommt zu Verkrampfungen, Durchblutungsstörungen, zu Kopfschmerzen, Migräne sowie vielen anderen Leiden.

Die Dermapunktur-Massage sorgt für eine Entsorgung der Stoffwechsel-Schlacken und Giftstoffe, sie bewirkt zugleich einen lymphatischen Effekt, wodurch selbst geschwollene Gelenke und verdichtete Gelenkkapseln günstig beeinflußt werden.

Das Immunsystem wird aktiviert.

Dadurch, daß die Dermapunktur-Massage einen Einfluß auf das Lymphsystem hat, greift sie auch indirekt in die Funktion des Immunsystems ein. In den Lymphknoten, in der Milz und im

Knochenmark entstehen die verschiedenen Lymphozyten, weiße Blutkörperchen, die man auch als „Polizeitruppe des Körpers" bezeichnen kann.

Das Immunsystem ist für den Erhalt unserer Gesundheit von entscheidender Bedeutung. In einer Welt voller Bakterien, Pilze, Viren und Gifte sind wir unbedingt auf ein gut funktionierendes Immun- bzw. Abwehrsystem angewiesen.

Jedes Lebewesen versucht, sich gegen die feindliche Außenwelt zu verteidigen. Gelangen Fremdstoffe, vor allem fremde Eiweißsubstanzen, direkt in den Körper, baut dieser Abwehrkräfte dagegen auf, die man Antikörper nennt. Die Antikörper sind spezifisch vom Organismus erzeugte Eiweißverbindungen aus der Gruppe der Globuline. Solche Antikörper werden von den spezialisierten Zellen des Lymphsystems hergestellt, vor allem von den B-Lymphozyten.

Das Abwehr- bzw. Immunsystem scheint nicht klar abgegrenzt und umfaßt mit die meisten Gewebe des Körpers. Beim Menschen wiegen alle Bestandteile des Immunsystems insgesamt etwa 1 Kilogramm. Dazu zählen ungefähr 1 Billion verschiedener B- und T-Lymphozyten sowie rund 100 Trillionen spezielle Moleküle, Antikörper, die ihrerseits von den Lymphozyten produziert werden.

Durch die Dermapunktur-Massage kommt also nicht nur das Lymphsystem in Fluß, sondern die verschiedenen Reize setzen auch bestimmte Peptide frei (Überträgerstoffe), die beispielsweise die Leukozyten-Einwanderung fördern, die Fibroblastenaktivität (Bindegewebszellen) steigern und Mastzellen stimulieren, um Histamin freizusetzen (Histamin wirkt gefäßerweiternd). Alle Lymphozyten sind amöberid beweglich. Sie können die Wände von Blutgefäßen durchdringen und werden durch Bakterientoxine, Zerfallstoffe von Bakterien, oder von Körperzellen durch Antigen-Antikörper-Komplexe angelockt. Leukozyten sind in der Lage, Fremdkörper zu umschließen und in sich aufzunehmen. Auch Mastzellen können Antigene an sich binden.

Nicht zuletzt sei hier nochmals auf das Hautimmunsystem hingewiesen, das durch entsprechende Reize mit einer gesteigerten Syntheserate von immunmodulierenden Neuropeptiden antwortet.

Ein überfordertes oder geschwächtes Immunsystem trifft leider jedoch auch Fehlentscheidungen. Es beginnt, Antikörper nicht nur gegen schädliche, körperfremde Antigene, sondern auch gegen Nahrungsmittel und andere Stoffe zu bilden. Die B-Lymphozyten wandeln sich unkontrolliert in antikörperbildende Plasmazellen um. Es entstehen falsche Feindbilder. Je schwächer das Immunsystem ist, desto heftiger versucht es, sich zu wehren. Solche Überreaktionen des Immunsystems äußern sich in Allergien. Natürlich können auch Hektik im Beruf und im Alltag schwere seelische Belastungen und negative Empfindungen, die wir unter der Bezeichnung „Streß" zusammenfassen, eine zusätzliche Belastung für das Immunsystem darstellen.

Gerade hierin liegt eine große Zukunft für die Dermapunktur-Massage. Es geht nicht nur allein um ihre Wirkung, lokalen Schmerz aufzuheben, sondern auch um ihre äußerst positive Wirkung auf das Lymph- und Immunsystem. Das ist ebenso ein ganz wichtiger Beitrag für die Gesundung wie auch für den Erhalt der Gesundheit.

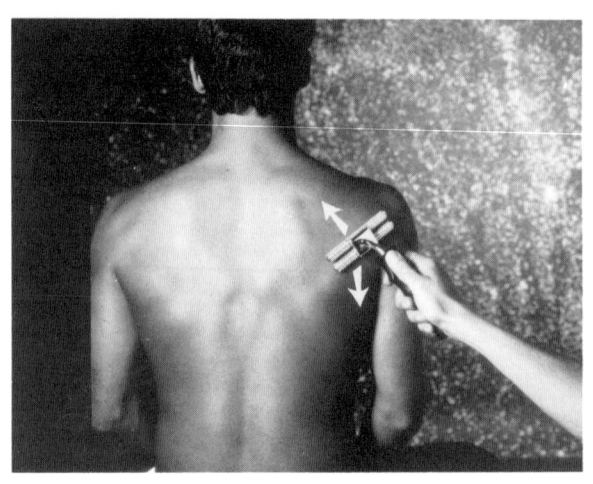
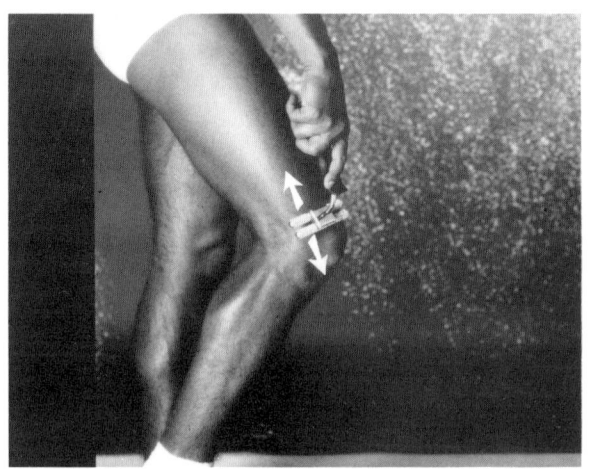

Abb. 26:
METEG-Dermapunktur-Massageroller 200 im Sport

Dermapunktur-Massage und Sport

Die Dermapunktur-Massage wird mit großem Erfolg bei Sportlern verschiedenster Sportarten eingesetzt. Skispringer, Radrennfahrer, Basketballspieler, Automobilrennfahrer, Leichtathleten, Eishockeyspieler und zahllose weitere Profi-, Amateur- und Gelegenheitssportler nutzen bereits erfolgreich die positiven Effekte der Dermapunktur-Massage. Dafür gibt es den METEG-Dermapunktur-Massageroller 200 in der Ausführung „Sportlerfit". Durch die ausreichende Erwärmung bereits vor dem Training wird das Verletzungsrisiko drastisch reduziert. Ratsam ist eine kurze, lokale Dermapunktur-Massage an sportartspezifisch besonders beanspruchten Muskelgruppen (Abb. 26). Die Massage sollte ca. 15 – 20 Minuten vor der körperlichen Belastung abgeschlossen sein und das aktive Aufwärmen und Dehnen danach beginnen (Abb. 27).

Nach der sportlichen Betätigung sorgt der Massageroller für eine schnelle Regeneration der beanspruchten Muskelgruppen (Abb. 28), verschafft er eine rasche Erholung des Körpers. Diese Massage ist sowohl als Teilmassage der beanspruchten Muskulatur als auch als Ganzkörpermassage zu empfehlen. Sie macht den Sportler topfit und stärkt mental die Leistungsbereitschaft.

Durch die Behandlung mit dem Dermapunktur-Roller wird eine muskuläre und psychische Entkrampfung sowie eine gesteigerte Konzentrationsfähigkeit angestrebt. Nach dem Training oder Wettkampf wird die stark beanspruchte Muskulatur detonisiert, die gesteigerte Durchblutung verbessert die Regenerationsfähigkeit, der Ausbildung von Überlastungssyndromen wird vorgebeugt.

Es hat sich bewährt, nach Anwendung des Massagerollers zusätzlich eine mild hyperämisierende Salbe oder zusätzlich ein Massageöl aufzutragen. Auch beginnende Reizzustände in Sehnenansatzbereichen lassen sich auf diese Weise gut beherrschen. Vorteilhaft läßt sich die Dermapunktur-Methode einsetzen bei Achilles-

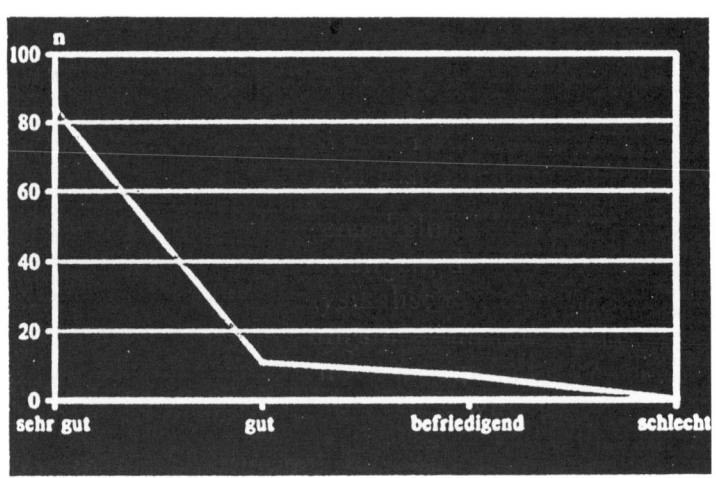

Abb. 27: Subjektive Verbesserung der Durchblutung durch Dermapunktur-Massage vor sportlicher Betätigung (n = 114)

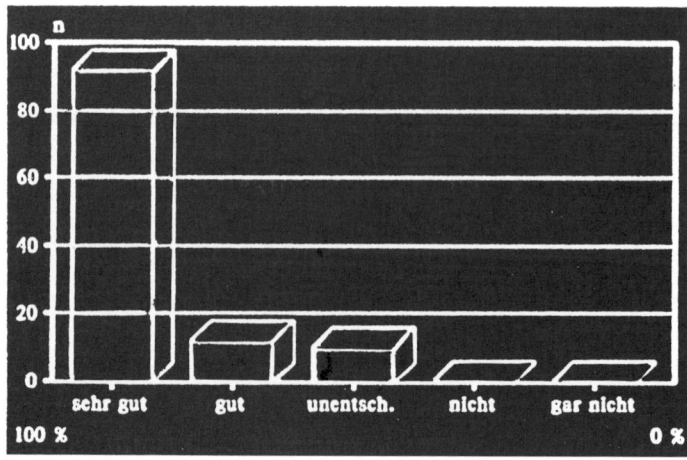

Abb. 28: Subjektive Verbesserung der Degeneration mit der Dermapunktur-Massage nach sportlicher Betätigung (n = 102)

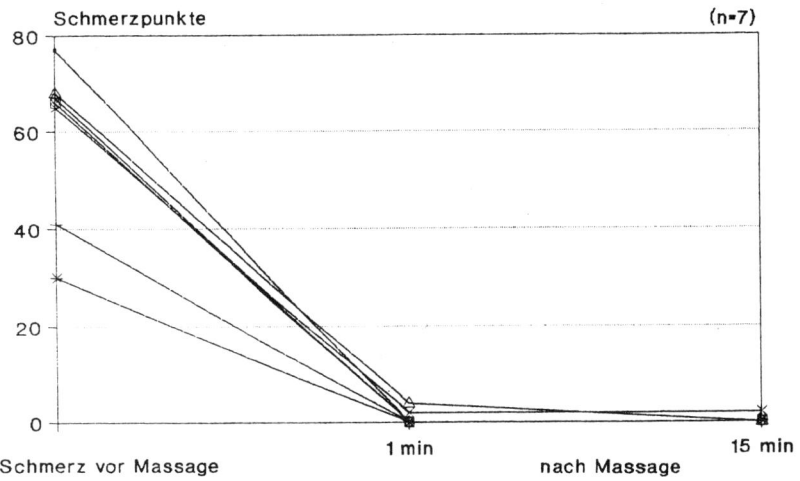

Abb. 29: Schmerzreduktion durch Dermapunktur-Massage bei Zustand nach Achillodynie (Schmerzen am Ansatz der Achillessehne)

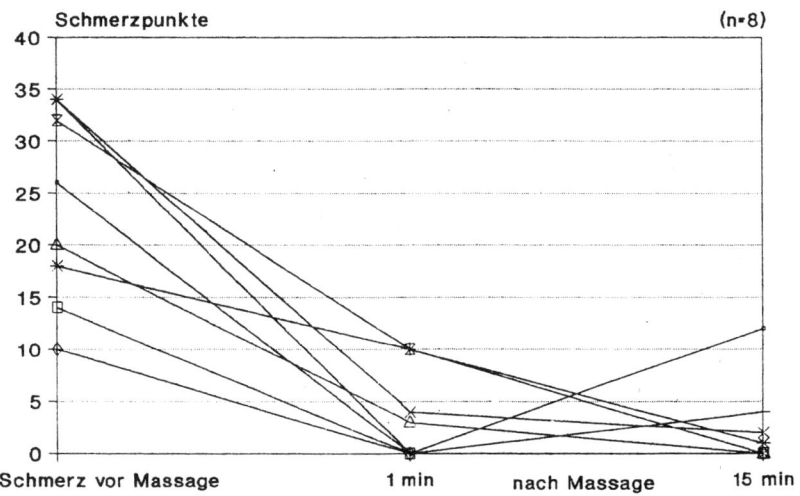

Abb. 30:
Schmerzreduktion durch Dermapunktur-Massage bei Tennisellenbogen

sehnenreizungen (Abb. 29), Muskelansatzbeschwerden (Knochenhautentzündung), Ischiassymptomatik, Muskelkater, muskulären Verspannungen jeglicher Art, z. B. der Nacken-, Rücken- oder Gesäßmuskulatur, bei Kopfschmerzen/Migräne und vielen anderen Problemen des Bewegungsapparates.

Beim Tennisellenbogen z. B. schaukeln sich Schmerzkreise auf. Es kommt zusätzlich zu Verspannungen, die wiederum die Heilung erschweren. Hier leitet die physikalische Therapie mittels Dermapunktur offenbar Selbstheilungsmechanismen ein. Es ist dabei nicht so, daß der Schmerz nur „weggezaubert" wird und die eigentliche Ursache bleibt, sondern es wird gerade die Heilung der Schädigung bewirkt (Abb. 30).

Durch KLEIN (37) wurden an der Universitätsklinik in Köln epidemiologische Untersuchungen zu Schmerzen des Bewegungsapparates bei Sportlern mit folgendem Ergebnis durchgeführt: Die Dermapunktur-Behandlung zeigte eine deutliche Schmerzreduktion und gewinnt außerdem dadurch an Bedeutung, daß sie komplikationslos und ohne Nebenwirkungen anwendbar ist. Kontraindikationen bestehen nur bei offenen Wunden, Akne, Varikosis und bei frischen Verletzungen.

Außer bei den überprüften Schmerzsyndromen konnte eine Verbesserung der Gelenkbeweglichkeit durch die Anwendung der Dermapunktur bei der Nachbehandlung von Knie- und Schulteroperationen verzeichnet werden. Eine Funktionsänderung der Muskulatur bedingt reflektorisch eine Schmerzhaftigkeit der Gelenkkapsel und des Bandapparates, so daß eine Behandlung der Muskulatur somit auch Einfluß auf arthrogene Schmerzen hat.

Die Schmerzmessung erfolgte jeweils vor, eine Minute und fünfzehn Minuten nach der Dermapunktur-Massage mit Hilfe einer numerischen Rating Skala. Diese 100 Punkte Numerical Rating Scale ist eine Bewertungsskala, wie sie u. a. von JENSEN et. al. (41) empfohlen wird. Die Patienten sollten hierbei ihre Schmerzen von 0 = kein Schmerz bis 100 = unerträglicher Schmerz (z. B. 50 = mäßiger Schmerz) quantifizieren, ohne die Punktskala dabei zu sehen. Der Therapeut liest auf der anderen Seite den Punktwert ab und kann dadurch den Schmerz digitalisieren, d.h. in einem Zahlenwert ausdrücken.

An allen Patienten wurde die Schmerzmessung bei 8 bis 10 Behandlungen durchgeführt und daraus die Mittelwerte errechnet.

Die Schmerzen bei Myogelosen (Muskelverhärtung) der Rückenmuskulatur zeigten eine deutliche Verbesserung nach der Dermapunktur-Behandlung. Alle acht Patienten, die zuerst z.T. Schmerzen auf einem hohen Niveau (>50 Punkte) angaben, wurden erfolgreich behandelt, wobei hier der Effekt nach 15 Minuten in allen Fällen noch unter dem Wert einer Minute nach der Massage aufzeigbar war. Von allen getesteten Schmerzsyndromen war der Verlauf und die Reproduzierbarkeit hier am größten (Abb. 31 – 32).

Bei Epicondylitis radialis humeri (Tennisellenbogen) zeigte die Dermapunktur-Massage der Unter- und Oberarme als auch der Nacken- und Schulterregion bei allen acht Patienten eine deutliche Schmerzreduktion, jedoch lag der Ausgangswert hier nicht so hoch wie bei den Myogelosen der Rückenmuskulatur. Die Verteilung der Schmerzverläufe war auch weniger uniform. Außer bei einem Patienten war auch hier der Skalenwert 15 Minuten nach der Behandlung noch deutlich reduziert.

Bei allen untersuchten Schmerzsyndromen des Bewegungsapparates konnte eine deutliche Reduktion der Schmerzen durch die Dermapunktur-Massage nachgewiesen werden. Insbesondere Myogelosen und Muskelverspannungen als Folge oder auch als Ursache orthopädischer Erkrankungen sind von besonderer Bedeutung bei verschiedenen Schmerzzuständen und korrelieren mit EMG-Untersuchungen und der direkten Ableitung von nozizeptiven Aktionspotentialen aus peripheren, sensiblen Nerven mit der Empfindungsstärke von experimentell gesetzten Schmerzreizen. Entsprechend der großen Anzahl chronischer Schmerzpatienten im orthopädischen Bereich wird die Dermapunktur eine große ökonomische Bedeutung erhalten, da die Solidargemeinschaft der

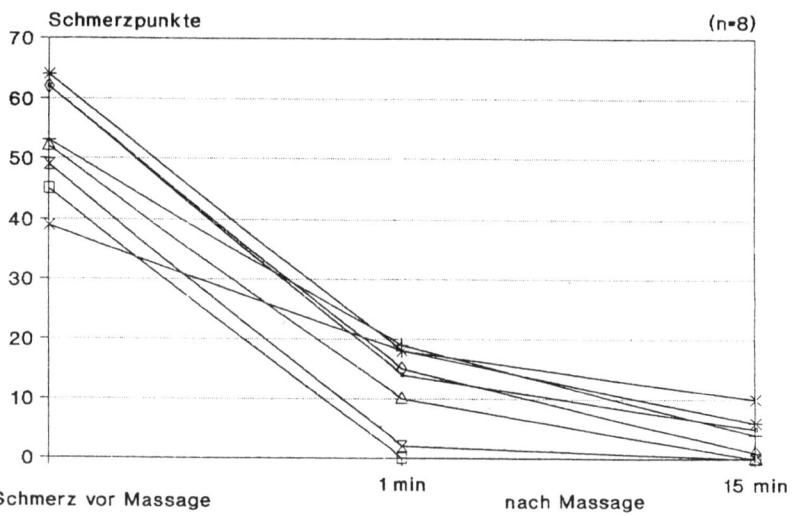

Abb. 31: Schmerzreduktion durch Dermapunktur-Massage bei Zustand nach Muskelhartspann

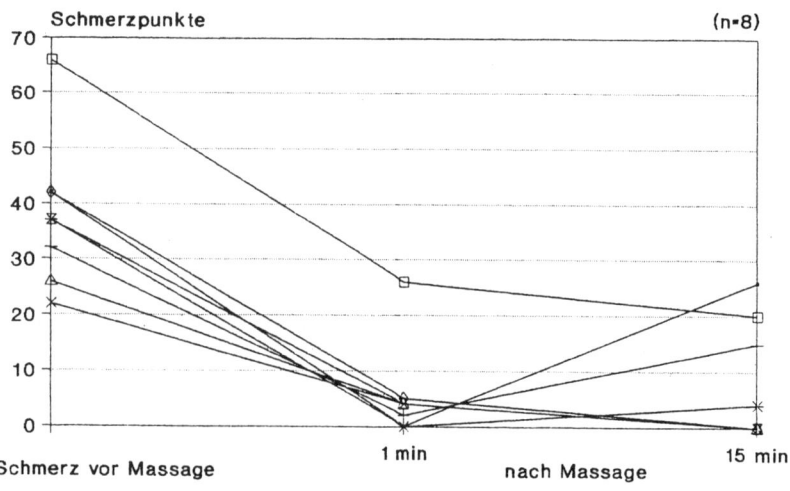

Abb. 32: Schmerzreduktion durch Dermapunktur-Massage bei Halswirbelsäulensyndrom (HWS-Syndrom)

Krankenversicherten damit wesentliche Einsparungen erzielen kann.

Je nach Ursache der chronischen Schmerzen beginnen entweder Selbstheilungskräfte zu wirken oder eine Schmerzlinderung setzt im Organismus ein; d.h., die Durchblutung wird verbessert, verspannte Muskeln lockern sich, der Stoffwechsel wird angeregt und das Bindegewebe gestrafft. Durch die dann einsetzende Lymphdrainage können selbst, wie bereits erwähnt, geschwollene Gelenke bzw. verdickte Gelenkkapseln günstig beeinflußt und die Gelenkbeweglichkeit verbessert werden.

Ein weiterer Anwendungsbereich des Dermapunktur-Massagerollers ist die Vorbeugung funktioneller und degenerativer Beschwerden nicht nur bei aktiven Sportlern, sondern auch bei einseitigen beruflichen Belastungen. Durch regelmäßige Anwendung wird beispielsweise das bei langandauernder, sitzender Tätigkeit, z.B. Autofahrten oder Bürotätigkeit, gestörte harmonische Zusammenspiel der Wirbelsäulenmuskulatur wieder hergestellt.

Der Dermapunktur-Massageroller stellt damit in der Hand des Patienten wie des Physiotherapeuten ein hochwirksames Instrument zur Bekämpfung und Verhütung der verschiedensten Beschwerden dar. Tägliche Eigenbehandlungen haben durchweg eine gute vorbeugende Wirkung und sollten zur Gesunderhaltung von jedem aktiven Menschen genutzt werden..

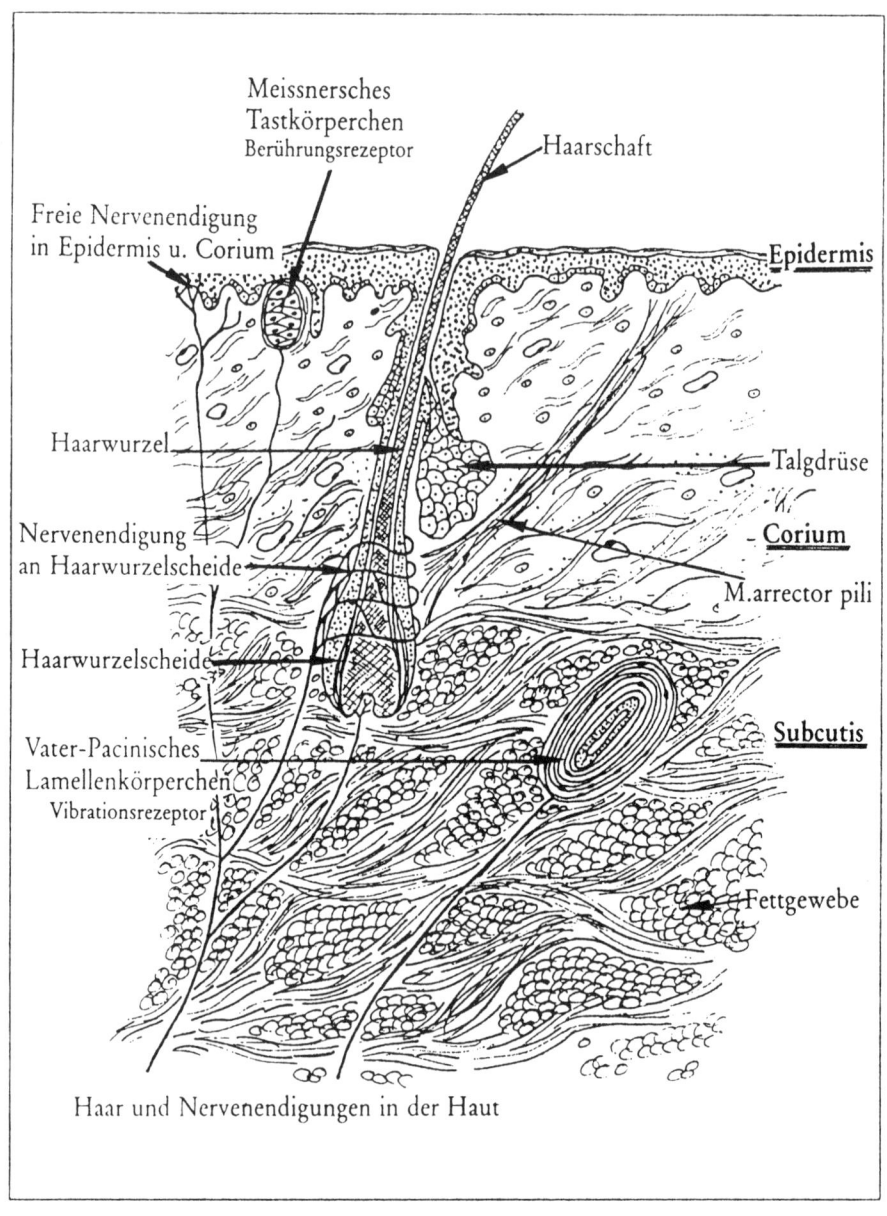

Abb. 33:
Schema des Hautorgans mit verschiedenen Rezeptoren

Dermapunktur und Cellulite

Für sehr viele Frauen ist die Cellulite eine sehr unangenehme und zum Teil auch schmerzhafte Erfahrung, die zu einem erheblichen psychischen Leidensdruck führen kann. Da viele Frauen von diesem Symptom betroffen sind, soll anhand der Cellulite noch einmal ausführlich auf die Anwendungs- und Wirkungsweise der Dermapunktur-Massage eingegangen werden (42), auch wenn sich das eine oder andere wiederholen sollte.

Die Cellulite ist, streng genommen, keine Krankheit, sondern eher ein durch tiefere Hautschichten bedingter Degenerationsprozeß (43). Er wird durch eine geschlechtstypische Binnenstruktur der Haut hormonell, alterungs- und ernährungsbedingt als Folge einer Funktionsminderung des Gefäßsystems eingeleitet und multifaktoriell fortlaufend verstärkt (44). Eine Ansammlung von Fett, extrazellulärer Flüssigkeit und lymphpflichtiger Stoffe im Hautorgan zeigt nach außen zunächst das Bild der Orangenhaut und schließlich die Cellulite. Dabei können Schwellungen (Ödeme) auftreten oder Knotenbildungen der Unterhaut bzw. des Zellgewebes innerer Organe, die mit Schmerzen einhergehen und eine Gewebsschrumpfung (Atrophie) zur Folge haben. Fieber und Gewichtsschwankungen können ebenfalls als weitere Begleitsymptome auftreten.

Doch beschäftigen wir uns zuerst, zum besseren Verständnis der Behandlung von Cellulite durch die Dermapunktur-Massage, mit dem genauen Erscheinungsbild, den Erscheinungsformen und den verschiedenen Stadien der Cellulite (45).

Erscheinungsbild und Entwicklungsstadien der Cellulite

Man könnte das Erscheinungsbild der Cellulite als nicht entzündliche Veränderung des Unterhautfettgewebes mit ernährungsbedingten Störungen und diffusen, körnigen, knotigen Infiltrationen im Unterhaut-Zellgewebe bezeichnen. Der oft verwandte Begriff „Zellulitis" ist falsch, da es sich bei dem Symptomkomplex Cellulite nicht um eine Entzündung (keine Dermatis) handelt.

In den Anfangsstadien der Cellulite (man spricht von drei Stadien), die zwei Jahre oder länger dauern können, sind die Symptome noch relativ unauffällig. Es zeigen sich eine ödematöse Weichheit der Haut und sehr kleine Knötchen, die in den tieferen Schichten der kalten, blassen Haut wahrnehmbarer sind. Später folgen schwammige Polster an den Hüften, Oberschenkeln und/oder bisweilen auch an den Oberarmen bzw. im oberen Rückenbereich. Hauteindellungen, punktförmige Einziehungen, lassen die Hautoberfläche grob bzw. feinkörnig erscheinen und ergeben zuletzt das sogenannte „Matratzenphänomen". Es handelt sich dabei um eine Kompression und Verwölbung der oberen Fettkammersysteme.

Ein weiteres Symptom der Cellulite ist die „Orangenhaut", die durch erweiterte, z.T. durch Hyperkeratosen (übermäßige Verhornung) markierte Follikelöffnungen hervorgerufen wird, die besonders gut bei einer Faltung der Haut sichtbar werden.

In den betroffenen Hautarealen wird die Cellulite häufig von einem Ödem begleitet, das als Indiz für einen schlechten Venenkreislauf und Hinweis auf Störungen im Bindegewebsstoffwechsel anzusehen ist. Ein weiteres Phänomen sind die „Reithosen", die gleichzeitig als ein Indikator für die Cellulite gelten und sich häufig zuerst an den Außenseiten der Oberschenkel lokalisieren lassen, um sich später noch über die Oberschenkel und das Gesäß zu verbreiten.

Klinisch werden drei Erscheinungsformen der Cellulite unterschieden:

1. die kompakte Cellulite, die hauptsächlich bei muskulösen, athletischen Konstitutionstypen vorkommt. Sie ist hart, dehnt die Haut stark, und die Knötchen (Noduli) sind spürbar. Auf Druck reagiert die Haut manchmal schmerzhaft.

2. die weiche Cellulite, die sich durch schwammartige, weiche und wellige Strukturen charakterisiert. Im Gegensatz zur kompakten und ödematösen Cellulite ist sie nahezu schmerzfrei.
3. die ödematöse Cellulite, die auf Druck sehr schmerzhaft ist und von Störungen im Lymph- und Blutgefäßsystem begleitet wird (wie z. B. Unterschenkelödeme, fragile Kapillaren, Besenreiservarizen, Teleangieektasien und Schweregefühl in den Beinen). Sie ist aufgeschwemmt, teigig, knotig, mit üppig abschüssigen Hautpartien im Stehen (u. a. am Gesäß).

Wird die Ödembildung nicht behandelt, besteht Gefahr, daß lymphpflichtige Flüssigkeit nicht entsorgt wird, diese sich gelartig verändert und im Anschluß eine Sklerotisierung (Verhärtung) eintritt. Obwohl die Cellulite sich durch viele Mischstadien auszeichnet, unterscheidet man heute drei Stadien der Cellulite (Abb. 34).

	Stadium			
	0	1	2	3
Hautoberfläche glatt				
– im Liegen	+	+	+	–
– im Stehen	+	+	–	–
Matratzenphänome nach Kneiftest	–	+	+	+
schon ohne Kneiftest	–	–	+	+
+ = vorhanden – = nicht vorhanden				

Abb. 34:
Cellulite-Stadien

Stadium 0: Beim Stehen und Liegen zeigt sich eine glatte Haut, das Matratzenphänomen läßt sich im Kneiftest noch nicht auslösen, d.h., es zeigen sich nur Falten und Furchen.
Stadium 1: Im Stehen und Liegen zeigt sich eine glatte Haut, wobei aber im Kneiftest das Matratzenphänomen auslösbar ist.
Stadium 2: Im Stehen zeigt sich das Matratzenphänomen schon ohne Kneiftest; im Liegen erscheint die Haut glatt.
Stadium 3: Sowohl im Stehen als auch im Liegen sind deutlich sichtbare Störungen mit zum Teil deformierten Ausmaßen zu erkennen.

Die Orangenhaut ist in jedem Licht erkennbar und hat sich im Stadium 3 bereits auf andere Regionen ausgebreitet. Bei einer Cellulite im 3. Stadium haben sich etliche Fettzellen bis auf ein 10faches ihrer Ursprungsgröße durch die Einlagerung von überkalorischem Fett vergrößert.

Verschiedene Ursachen die zur Cellulite führen

Zunächst ist festzustellen, daß bei der Frau eine geschlechtstypische Bindegewebsstruktur gegeben ist, die als Ursache für die Cellulite anzusehen ist. Die obere Subcutisschicht (Unterhaut) ist senkrecht strukturiert und die Kammern aus Bindegewebe sind weitgehend radiär, gewissermaßen als tonnenförmige Speicher angeordnet. Es bilden sich dadurch typische stehende Fettzellkammern, deren Wände von senkrecht zur Coriumunterseite ziehenden, bindegewebigen Septen (Kollagenfasern) gebildet werden (siehe Abb. 35). Diese Strukturierung ermöglicht eine besonders starke Dehnung des weiblichen Gewebes.

Im Gegensatz dazu sind beim männlichen Geschlecht die Septen schräg überkreuzend angeordnet, so daß die obere Subcutisschicht scherengitterartig in deutlich kleinere Fettzelleinheiten gegliedert wird. Aus diesem geschlechtstypischen Unterschied resultiert, daß die Fettkammern der Subcutis bei den Frauen größer und nicht durch eine entsprechende Faseranordnung gestützt sind, so daß sich in dieses weitmaschige Netz leichter vertikale Fettdepots einlagern können. Auch weist die weibliche Haut mehr Gruben und in den Fettdepots, besonders im subkutanen Bindegewebe, durchschnittlich 1,75mal mehr Fett auf als bei Männern. Sicher ist dies die Folge der natürlichen Binnenstruktur des weiblichen Gewebes. Die vermehrte Ablagerung von Fettmolekülen im Unterhautgewebe kann heute zweifelsfrei als auslösender Faktor für das Auftreten der Cellulite angesehen werden.

Natürlich können deshalb auch durch eine zu kalorienreiche und fetthaltige Ernährung, Veränderungen im Fettgewebe und nachfolgend auch der Gefäßbindegewebszellen eintreten.

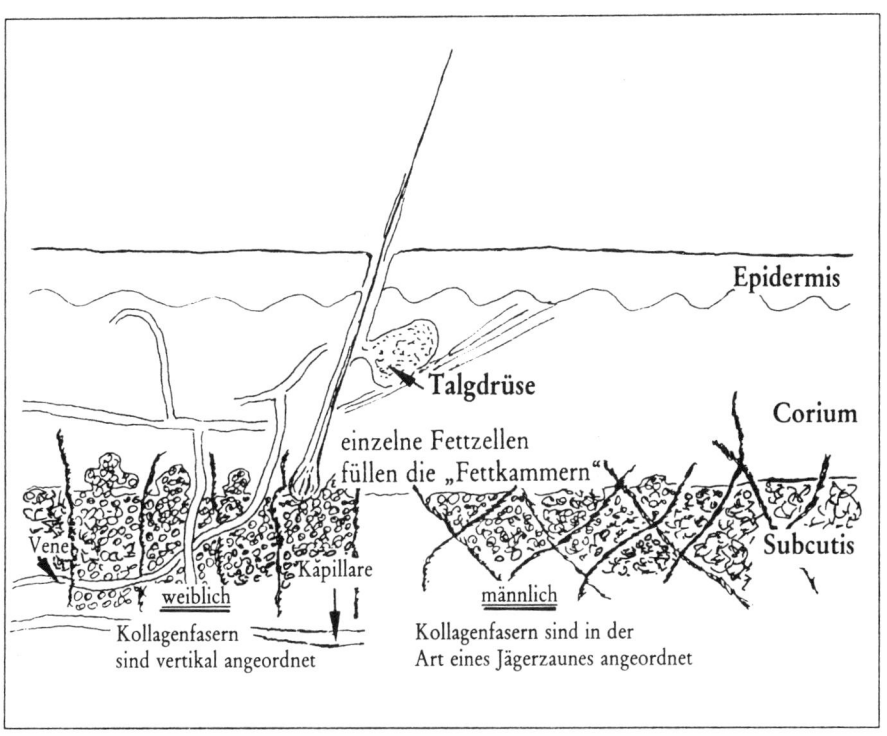

Abb. 35: Die unterschiedliche Ausbildung der Subcutis-Corium-Grenze und der „Fettkammern" bei Mann und Frau

Die Zahl der Bindegewebszellen, die unter normalen Bedingungen schon etwa 5mal größer ist als die der Fettzellen, verdreifacht sich bei Fettsucht, so daß schließlich 15mal soviel Gefäßbindegewebszellen wie Fettzellen vorhanden sind.

Die Folge ist eine weitere Lumenverengung der kleinen Gefäße. Verstärkt wird dieser Schaden durch die in diesen Stadien prall gefüllten Fettzellen (Abb. 36), die in den vertikalen Fettkammern der weiblichen Subcutis einen hydraulischen Druck auf die Kapil-

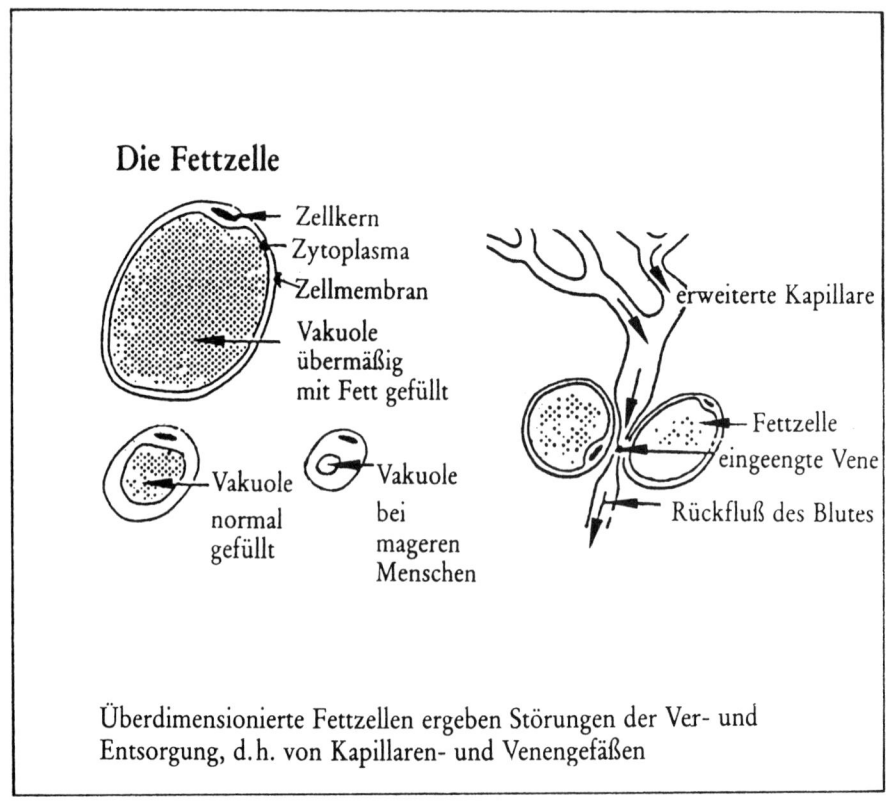

Abb. 36: *Störung der Ver- und Entsorgung durch hydraulischen Druck auf die Kapillaren*

laren und Venen ausüben, so daß die Ver- und Entsorgung des Gewebes als Folge der Verengung der Gefäße entscheidend behindert wird. Die Zellen im Bereich des Coriums verkümmern durch die Einschränkung ihrer Ver- und Entsorgung und die veränderte Membrandurchlässigkeit führt zu einem Austreten von Plasma im Bereich der Subcutis. Die freien Kapillaren können aufgrund des hydraulischen Gewebsdruckes nun nicht mehr ausreichend zur Versorgung des Gewebes beitragen, so daß eine wesentliche Einschränkung des natürlichen Stoffwechselgeschehens eintritt und die dadurch eingeleitete Mangelsituation im Gewebe zusätzlich noch weiter verstärkt wird.

Der Füllungsgrad der Fettzellen übt somit einen starken Einfluß auf das umliegende Gefäßbindegewebe aus. Die Überernährung, die zusätzliche Vergrößerung von Fettzellkammern, führt durch den Zug an den Bindegewebssepten zu deutlichen Unterschieden im Ausmaß der sichtbaren Hautveränderungen bei dem Erscheinungsbild der Cellulite.

Neuesten Untersuchungen zufolge ist bei der Cellulite der Metabolismus der Lymphozyten grundlegend verändert. Biochemische Untersuchungen haben gezeigt, daß in der prozentualen Verteilung der glyceridischen Fettsäuren sowie im Verhältnis zwischen gesättigten und ungesättigten Fettsäuren in den Lymphozyten in den verschiedenen Stadien bedeutende Schwankungen herrschen.

Interessant ist die Tatsache, daß bei jugendlichen Cellulite-Patientinnen unmißverständliche, morphologische Veränderungen hinsichtlich der kleinen Blutgefäße festgestellt wurden, und daß die schädigende Veränderung auf die Mikrozirkulation sehr früh eintritt und dann zahlreiche Vorgänge folgen, die eine veränderte lokale Hämodynamik der lokalen Mikrozirkulation einleiten. Sowohl durch den Verlust der Grundsubstanz als auch durch die Hautbindegewebssklerose und die dadurch veränderte Mikrogefäßsituation entsteht nach CURRI (1988) die typische pathologische Erscheinung, die Sklerodermie (Hautverhärtung). Sie geht einher mit einer Beeinträchtigung der Vasomotion der kleinen

Blutgefäße und auf mikrozirkulatorischer Ebene mit einer Verringerung der Durchblutungsgeschwindigkeit, u. a. begleitet von dystrophischen Erscheinungen der oberen Extremitäten (Gliedmaßen) (46; 47).

Nicht unerwähnt sollte auch die Bedeutung des Testosteron-/Östrogenspiegels bleiben, der bei der Frau zur Ausbildung einer Cellulite beitragen kann. Außerdem wird unter dem Einfluß des Progesterons die enge Vernetzung von kollagenen und elastinen Fasern gelockert, so daß die Spannkraft und Stabilität des Bindewebes gemindert wird und ein Verlust an Festigkeit und Druckbelastung eintritt.

Der Prozeß der Cellulite kann zusätzlich durch Übergewicht, Darmträgheit, verschiedene Arzneimittel und Vitaminmangel (falsche Ernährung) noch weiter verstärkt werden.

Die zusätzliche Einnahme von Hormonen oder Hormonderivaten kann von außen sowohl medikamentös, z. B. durch die Einnahme nicht altersgerechter Kontrazeptiva, als auch über die Ernährung mit entsprechend belasteten tierischen Produkten erfolgen. Neben diesen Momenten sind auch Genußmittel wie Alkohol und Nikotin für die Begünstigung der Cellulite von besonderer Bedeutung.

Außerdem sind Streß und physische Aktivität Faktoren, die einen Einfluß auf das Bindegewebe haben und folglich auch den cellulitischen Prozeß als verstärkende Faktoren mitbestimmen. Eine anhaltende, sitzende oder stehende Tätigkeit manifestiert sich in Hautveränderungen sowie einer Körperverformung und beeinflußt dann zusätzlich den Kreislauf und das Lymphsystem, so daß Oberschenkel, Gesäß und Hüfte diesen Einfluß optisch deutlich werden lassen.

Noch einmal kurz zusammenfassend:
Ausgehend von der physiologischen Hautfunktion mit einem Gleichgewicht im intermediären Stoffwechsel, beginnt die Cellulite zunächst infolge eines hydraulischen Drucks durch „überfüllte Fettzellen" mit einer Permeabilitätssteigerung (Durchlässigkeit)

der Kapillaren und einer Durchflußminderung. Die Grundsubstanz des Bindewebes wird dadurch ödematös überschwemmt. Gleichzeitig werden Diffusionsprozesse verzögert und infolge die Versorgung der Zelle gemindert.

Als Folgen einer gestörten Entsorgung reichert sich die Grundsubstanz zunehmend nun mit Zellabbauprodukten, Toxinen und freien Fettsäuren an, da die natürliche Gewebsdrainage geschädigt ist. Durch diesen Flüssigkeitsstau und die Bildung von Mikroaneuyrismen (Aussackung des Gefäßrohres bei Kapillaren) entwickelt sich eine Gewebsverdichtung mit Vermehrung der kollagenen Fasern und Verminderung der Hautelastizität. Durch biochemische Reaktionen der verschiedenen im Bindegewebe stagnierenden Substanzen entstehen bestimmte makromolekulare Mucopolysaccharide, die die fetthaltigen Zellen komplett einschließen: unter Flüssigkeitsentzug bilden sich zuletzt die Mikroknötchen.

Zunehmende Mucopolysaccharidketten und die Bildung von Fasern (Fibrose) führen zur fortschreitenden Verklebung im Corium und in der Subcutis, so daß die Hautelastizität weiter gemindert wird. Zum Teil zerreißen die Membranen im Bereich der Fettgewebszellen der Mikroknötchen mit weiterer Verkettung unter Bildung von harten Makroknötchen. Blut- und Lymphkreislauf sowie Zellstoffwechsel sinken auf ein Minimum und die Temperatur nimmt ab. Im Endstadium liegt schließlich eine sklerotische Gewebsverdickung mit stark wellenförmiger Haut vor, die wenig elastisch, meist trocken und kalt ist.

Aus allen diesen Ergebnissen läßt sich der Schluß ziehen, daß bei der Cellulite keine genetische Störung vorliegt und daß das Erscheinungsbild aufgrund seiner Ursachen eine Domäne des weiblichen Geschlechts ist.

Das sichtbare Erscheinungsbild beruht auf einer Massenzunahme von Fettpolstern in der Unterhaut, einer Schwäche des Bindegewebes und einer Verminderung der Strömungsverhältnisse in den Blut- und Lymphgefäßen. Das Gesamtbild der Cellulite ist somit heute zweifelsfrei als Folge einer Funktionsminderung des Gefäßsystems zu sehen, wobei verschiedene, auslösende, verstärkende und unterhaltende Faktoren den cellulitischen Prozeß im Hautbindegewebe multifaktoriell beeinflussen.

Um den Teufelskreis dieses Prozesses zu unterbrechen, bedarf es eines Behandlungsansatzes, der gezielt der gestörten Mikrozirkulation im Gewebe entgegenwirkt.

Behandlung von Cellulite mit Dermapunktur

Versteht man die Cellulite als ein komplexes „Stoffwechselchaos" in Subcutis und Cutis (Unterhaut und Haut), so muß die Forderung einer sinnvollen Behandlung lauten: Rückführung zur Normalfunktion!

Dafür bedarf es der gezielten Behebung der Funktionsminderung im Gefäßsystem des Gewebes. Die Stoffwechselvorgänge laufen nur dann optimal, wenn die Zellzwischenräume entstaut werden, die Transitstrecken zwischen den Blutgefäßen und den Zellen verkürzt und der Abtransport von Schlackenstoffen gefördert wird, d.h., die Lymphe fließfähig ist.

Bei dem Erscheinungsbild der Cellulite sollen durch die Dermapunktur-Behandlung (48) folgende physiologische Ziele erreicht werden: Herstellung bzw. Verbesserung der Ver- und Entsorgung des Bindegewebes zur Optimierung des Stoffwechselgeschehens. Abtransport von extrazellulärer Schlacke und überschüssigem Fett. Beseitigung des unnatürlichen, hydraulischen Gewebedrucks von den freien Kapillaren, Verbesserung der örtlichen Durchblutung.

Die Dermapunktur-Massage ist in der Lage, die Haut anzuregen und zu reizen. Das geschieht auf der Grundlage, daß die Haut als Sinnesorgan in der Lage ist, biologische, thermische und mechanische Reize aufzunehmen, zu vermitteln und als Regulationsorgan eine entscheidende Rolle im Stoffwechsel zu spielen.

Die Wirkung der Dermapunktur ist im Zusammenhang mit den in der Haut vorhandenen Rezeptoren (Abb. 18) zu erklären:

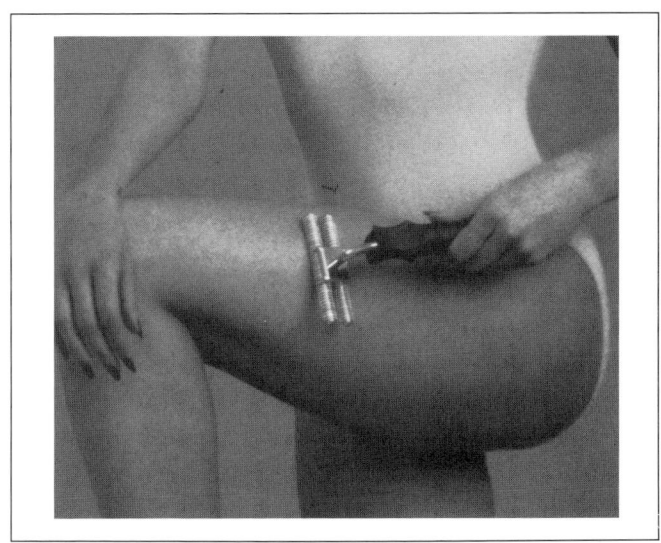

Abb. 37:
Cellulite-Massage mit dem Dermapunktur-Doppelroller 200

Durch das Überrollen der Haut werden Reize gesetzt, die zur Stimulation der Mechanorezeptoren führen. Zuerst werden durch den sanften Auflagedruck sofort die langsam adaptierenden Druckrezeptoren angesprochen, gleichzeitig durch das Rollen aber auch die auf zeitabhängige Reizänderung spezialisierten Berührungsrezeptoren gereizt.

Neben diesen beiden Reizvorgängen werden zusätzlich Reize durch die Vibrationsrezeptoren erfaßt, da das Überrollen der Nadelspitzen über die Hautoberfläche gleichzeitig eine zeitabhängige Reizänderung bewirkt.

Durch das kontinuierliche Rollen erfolgt alsbald auch eine Reibung, so daß das Hautorgan nach kurzer Behandlungsdauer einen zusätzlichen thermischen Reiz erfährt. Dabei wird sowohl die Stimulation durch die Temperatur selbst als auch die Änderungsgeschwindigkeit des Temperatureinflusses empfunden und von den jeweils zugehörigen Rezeptoren aufgenommen.

Bei der Behandlung der Cellulite (Abb. 37) sollte der Massage-Roller möglichst zweimal täglich 8–10 Minuten eingesetzt werden, wobei das Überrollen der Haut stets schnell und ohne zu starken Druck erfolgen muß. Da das veränderte Gewebe infiltriert und häufig schmerzhaft ist, darf der Druck auf das Gewebe nicht zu intensiv sein, da sich der ohnehin schon schlechte Zustand des cellulitischen Gewebes dadurch noch verschlechtern kann.

Hinsichtlich der Cellulite ist die schmerzmindernde Wirkung von besonderer Bedeutung, da das Hauptsymptom der Cellulite der spontane und provozierte Schmerz ist, der durch das Vorhandensein von sklerotischen Makronoduli (kleine Knötchen) bedingt ist. Der persönliche Leidensdruck der von Cellulite betroffenen Frauen, der in unterschiedlicher Stärke fast immer existent ist und zu Depressionsphasen bis hin zu Hoffnungslosigkeit führen kann, läßt die Betroffenen die Schmerzen noch stärker empfinden, da die Ausschüttung von Endorphinen in solchen Phasen verringert ist. Ein nach der Dermapunktur-Massage nachlassender Schmerz bewirkt bei den behandelten Personen hingegen eine zusätzliche Endorphinausschüttung, durch die das Schmerzempfinden noch weiter gemindert wird.

Wie bereits erwähnt, ergibt die Dermapunktur-Massage auch eine Steigerung der Alphawellen (8–12 Hz) im Gehirn. Dies deutet neben der Schmerzlinderung auf eine geistige und körperliche Entspannung hin, die letztlich auch für die ganzheitlich zu behandelnde Cellulite von Vorteil ist, da die Beeinflussung und Gestaltung des Bindegewebes nicht nur körperlich-materiellen, sondern auch seelisch-geistigen Faktoren unterliegt. Die Gestaltung des Gefühls- und Seelenlebens vollzieht sich physiologisch zuerst über das Nervensystem.

Eine weitere Wirkung der Dermapunktur äußert sich in der lokalen Durchblutungserhöhung im Hautorgan, die über die Behandlungsdauer hinaus erfolgt. Durch die Erregung der Rezeptoren wird auf nervalem Weg eine örtliche Dilatation der Gefäße veranläßt und werden zusätzlich lokal Gewebshormone mit gefäßerweiternder Wirkung freigesetzt.

Die Gefäßweitstellung wird von einer Zunahme der Durchblutung im Haut- und Muskelbereich begleitet, die den Abtransport von Schlackenstoffen und die Nährstoffzufuhr ansteigen läßt. Eine Steigerung der Durchblutung ist hinsichtlich des Erscheinungsbildes der Cellulite als positiv zu interpretieren, da bekanntlich Durchblutungsstörungen und Cellulite unmittelbar zusammenhängen. Der Zirkulationsstau ist äußerlich an den kalten Extremitäten und dem gestauten Lymphabfluß zu beobachten, wodurch Ermüdungserscheinungen und das „Schweregefühl" in den Beinen zu beobachten sind.

Somit kann durch die Stimulation des Hautorgans mittels Dermapunktur eine physiologische Änderung der Durchblutungssituation im Gewebe erzielt werden, die auch der Forderung CURRI's gerecht wird, daß bei Therapieversuchen immer ein besonderes Augenmerk auf das Verhältnis zwischen Mikrozirkulation und Gewebe, oder besser, auf die lokale Durchblutung in den vom Prozeß der Cellulite heimgesuchten Arealen des Fettgewebes zu richten ist (46 und 47).

Die Dermapunktur unterstützt ebenfalls das lymphatische System in seiner Funktionalität. Ein gestörter Lymphfluß zeigt sich äußerlich an den zum Teil eindrückbaren Schwellungen, dem Ödem. Gemeinsam ist allen Lymphödemen der unzulängliche Lymphabfluß, was gemäß den osmotischen Gesetzen nach Starling zu einer erhöhten Proteinkonzentration in der Umgebung der Zellen, in der Matrix oder Grundsubstanz führt.

Die Lymphgefäße sind aktiv kontraktil und aus einzelnen Klappensegmenten aufgebaut, die Druckschwankungen unterliegen. Da die Pulsationsfrequenz u. a. von der Pulsation der Arterien bestimmt wird, wirkt sich die erhöhte Mikrozirkulation nach einer Dermapunktur-Massage auch auf die Lymphgefäßmotorik aus, so daß sich der Lymphfluß erhöht und verstärkt, „lymphpflichtige Last", d. h. Fette und nicht mobile Zellen, aufgenommen werden.

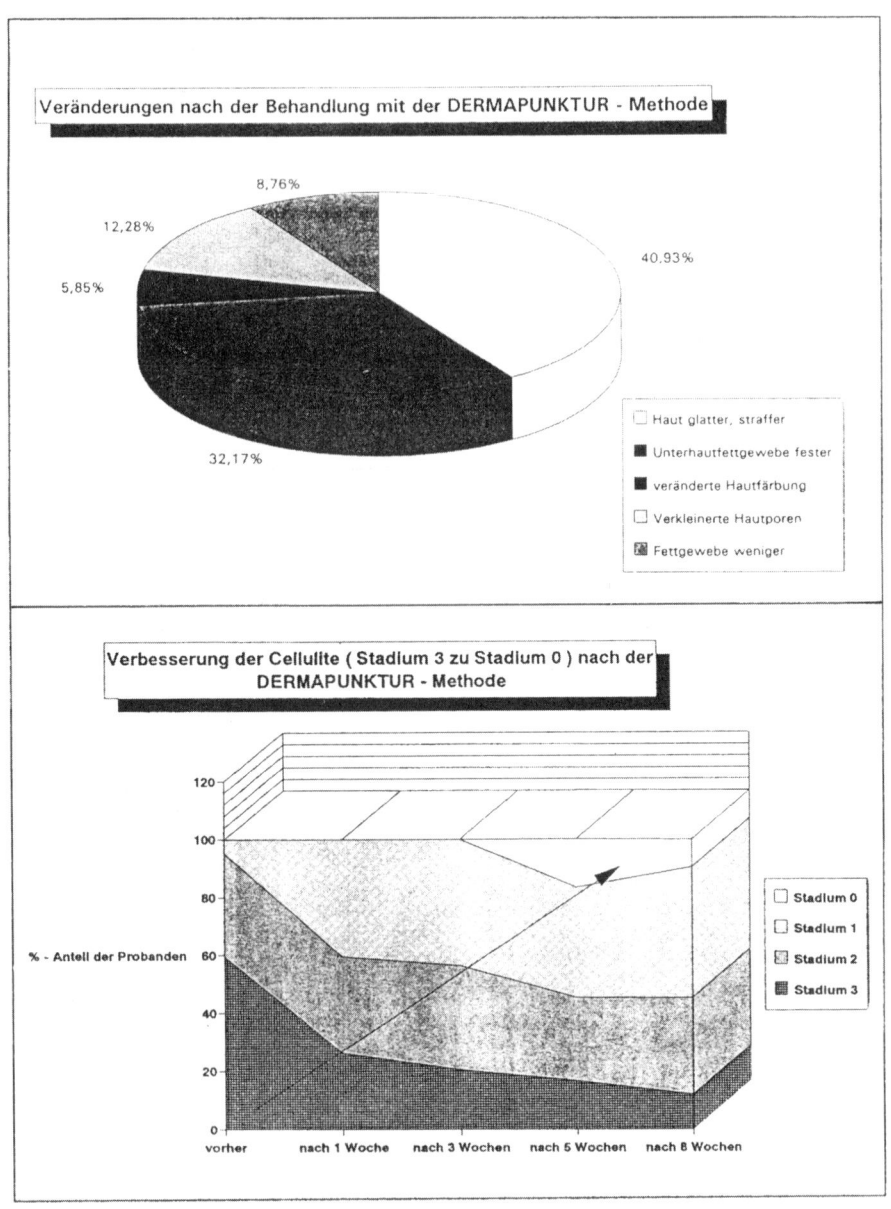

Abb. 38:
Veränderungen der Cellulite durch Dermapunktur mit Rimcell®-Systempflege

Durch die kutane Stimulation der Dermapunktur-Behandlung werden die freien Nervenendigungen angesprochen, die nicht unwesentlich auch das Bindegewebe beeinflussen. Sie aktivieren durch Abgabe von Gewebshormonen in die Grundsubstanz die phagozytierenden Zellen (Entsorgungsspezialisten) und die aufbauenden Fibrozyten (spindelförmige Zellen des Bindegewebes).

Die Drüsen-Hormone aus den Kapillaren, die mit dem Blut transportiert werden, greifen in das Stoffwechselgeschehen und in die Abwehrfunktionen der Immunzellen gestaltend ein, so daß eine vollständige Rückkopplung des Nerven- und Hormonsystems mit der Grundsubstanz und dem Immunsystem gegeben ist.

Zusammenfassend läßt sich festhalten, daß alle diese Faktoren helfen, das Erscheinungsbild der Cellulite zu mindern, da die auslösenden und erhaltenden Faktoren durch die Anwendung der Dermapunktur-Massage abgebaut werden.

Unterstützend zur Dermapunktur, die eine Langzeitbehandlung ist, können die phytotherapeutischen Extrakte in den Rimcell®-Ampullen und im Rimcell®-Gel dazu dienen, den angestrebten Behandlungserfolg deutlich zu verstärken und in kürzerer Zeit zu erreichen. Nach einer Dermapunktur-Behandlung der betroffenen Hautstellen werden die Wirkstoffe aufgrund der veränderten Diffusionsprozesse besser vom Gewebe aufgenommen. Sie werden erst von der Haut absorbiert, penetrieren durch die Epidermis hindurch und dienen letzlich der Matrix und dem Gefäßsystem des Hautorgans.

In den Rimcell®-Produkten finden verschiedene natürliche Wirkstoffe Verwendung: Insgesamt sind diese so ausgesucht, daß sie gezielt der vorhandenen Funktionsminderung begegnen:

Algenextrakt zur Normalisierung des Feuchtigkeitsgehalts der Haut, Efeuextrakt zur Entschlackung und Entwässerung des Gewebes, Roßkastanienextrakt zur intensiven Ausschwemmung von Gewebsflüssigkeit und zur Stärkung der Blutgefäße, Quendelextrakt zur Durchblutungsförderung und Verfeinerung des Hautbildes.

Die durchblutungsfördernden Extrakte wirken dabei als Vasoaktivatoren und erzielen eine aktive Hyperämie. Das Gel dient in erster Linie der Entsorgung des cellulitischen Gewebes und legt die Ödeme als Sekundäreffekt trocken, was in Anbetracht der gewünschten entwässernden Wirkung auf das Gewebe positiv zu bewerten ist.

Erfahrungen und Erfolge einer klinischen Cellulite-Studie in Hamburg

Eine klinische Cellulite-Studie (49) wurde in Hamburg und angrenzender Umgebung mit 55 Probandinnen über einen Zeitraum von acht Wochen durchgeführt und nach dem vorgegebenen Zeitraum erfolgreich mit 42 Probandinnen abgeschlossen.

Vor Beginn dieser Studie unterzog sich jede Probandin einer Untersuchung durch den Prüfarzt und eine Kosmetikerin, die den Studiengang Körperpflege an der Universität Hamburg abgeschlossen hatte.

Der medizinische Status wurde entsprechend dem üblichen Standard erhoben und anschließend die Diagnose erstellt. Parallel zur ärztlichen Untersuchung wurde eine kosmetische Anamnese und Diagnose vorgenommen, die entsprechend einer Diagnosekarte zum Rimcell®-Pflegesystem erhoben wurde. Nach der ersten, dritten und fünften Behandlungswoche wurde stets eine kosmetische Zwischenuntersuchung zur Ermittlung des Zwischenstatus durchgeführt.

Nach zweimonatiger Behandlungszeit erfolgte die Abschlußuntersuchung mit Bewertung der Ergebnisse durch den Prüfarzt sowie eine abschließende Bewertung aus kosmetologischer Sicht und durch die Probandin selbst.

Für die achtwöchige Heimbehandlung wurde jeder Probandin die Rimcell®-Systempflege (bestehend aus dem Rimcell®-Ampullenpräparat und -Gel) mit dem METEG-Dermapunktur-Roller zur Verfügung gestellt.

Im individuellen Problembereich erfolgte die Behandlung täglich zweimal mindestens 8 Minuten mittels Dermapunktur-Massage mit nachfolgender Anwendung des Rimcell®-Gelpräparates. Jeden zweiten Behandlungstag kam zusätzlich eine Rimcell®-Ampulle zur Anwendung, die nach dem Duschen, vor der Dermapunktur-Massage, über das gesamte Behandlungsareal verteilt aufgetragen wurde.

Die Ermittlung des Körpergewichts ergab, daß keine der Probandinnen Untergewicht noch Normalgewicht zu verzeichnen hatte. 40,5 % lagen dafür bis zu 2 Kilogramm, 23,8 % 3 bis 6 Kilogramm, 16,7 % 7 bis 10 Kilogramm und 19,0 % mehr als 11 Kilogramm über dem Normalgewicht. Daraus ergibt sich, daß über ein Drittel der Frauen zu Beginn der Studie weit über einem wünschenswerten Sollgewicht lag.

Da aber ein konstantes Körpergewicht Ausdruck einer ausgeglichenen Energiebilanz ist, liegt hier eindeutig ein Mißverhältnis in der Bilanzierung vor. Letztlich muß der Energiebedarf als eine Bilanzfrage aufgefaßt werden, denn eine optimale, bedarfsangepaßte Ernährung kann nicht nur in einer vielseitigen, abwechslungsreichen, alle Nährstoffe, Vitamine und Spurenelemente in ausreichenden Mengen enthaltenden Kost bestehen, sondern bedarf auch der Vermeidung einer Unter- oder Überversorgung an Energie.

Starke Gewichtsschwankungen stellen zweifelsfrei auch eine Strapazierung des Kollagen-elastischen Hautmantels dar, da sich die Haut bei einer Gewichtszunahme dehnt und bei einer Fetteinschmelzung das freiwerdende Volumen durch ein Zusammenziehen der Haut wieder ausgeglichen werden muß.

Die Frage nach den Eßgewohnheiten ergab, daß sich 64,3 % – und damit der überwiegende Anteil der Befragten – über eine allgemeine Mischkost und nur 23,8 % vorwiegend ballaststoffreich ernährten. Der Anteil der Frauen, die sich kalorienarm oder vegetarisch ernährten, war im Probanden-Kollektiv verhältnismäßig gering.

Von der genannten Gruppe der Probandinnen gaben über 50 % an, regelmäßig, 21,4 % selten und ca. 14,3 % nur gelegentlich Sport zu treiben. Hier äußerte sich das aktuell zunehmende Streben nach Fitness, denn der hohe Wert einer regelmäßigen sportlichen Betätigung für Gesunderhaltung, körperliche Ausdauer und damit erhöhte Leistungsfähigkeit ist anerkannt.

Um die Haut im Behandlungsareal nicht zu trocken werden zu lassen, wurde den Probandinnen, im besonderen bei den schweren Formen von Cellulite, die zusätzliche Anwendung einer guten Körperlotion empfohlen.

Die Überprüfung, inwieweit die sportliche Aktivität jedoch auch mit dem Stadium der Cellulite korreliert, ergab, daß von den Probandinnen mit einer fortgeschrittenen Cellulite, entsprechend dem Stadium 3, immerhin über 65 % der Frauen regelmäßig bis gelegentlich Sport treiben. Der Anteil der Probandinnen, die hingegen selten Sport treiben, ist in Relation zu den Probandinnen mit leichterer Cellulite nicht signifikant höher.

Frauen, die regelmäßig Sport betreiben, zeichnen sich zwar durch eine verbesserte Kapillarisierung und Stoffwechselsituation aus, aber scheinbar kann regelmäßiges Sporttreiben nicht vor einer Cellulite schützen und vermag den cellulitischen Prozeß auch nicht aufzuhalten.

Interessant ist die Tatsache, daß die dynamisch arbeitenden Muskelgruppen der Extremitäten einerseits schlecht zu trainieren, andererseits aber gerade diese Bereiche die bevorzugten Lokalisationsstellen einer Cellulite sind. Faktisch läßt sich anhand der Studienergebnisse belegen, daß Pauschalaussagen wie „Sporttreiben schützt vor einer Cellulite", nicht zu halten sind.

Die kosmetologische Analyse der Konstitutionstypen, von denen man auf den Umfang des Unterhautfettgewebes folgern kann, ergab, daß annähernd 60 % der Frauen einen athletischen Körperbau hatten. Das ist ein – im Vergleich zur Pilotstudie (5), in der überwiegend pyknische Konstitutionstypen ermittelt wurden – relativ hoher Anteil, der sich aus der vorwiegenden Rekrutierung des Probandengutes aus Sportstudios erklären läßt. Der Anteil von Leptosomen war 16,5 %, der von Pyknikern 14, 3 %. Der Anteil von Mischformen war verhältnismäßig gering.

Alle Probandinnen, gleich welchen Konstitutionstypus, gaben bei der kosmetologischen Untersuchung die Oberschenkel als die von

Cellulite besonders betroffene Körperstelle an. Dieses Ergebnis konnte mittels der ärztlichen Diagnose bestätigt werden und ist somit kohärent.

Die zweithäufigste Prädilektionsstelle ist nach Patientenaussagen das Gesäß (81 %), gefolgt von den Hüften (33 %). Hier ergibt sich eine Abweichung von dem ärztlichen Untersuchungsergebnis, das besagt, daß bei 92,9 % der Probandinnen Befall der Hüfte und bei 73,8 % ein Befall des Gesäßes zu beobachten war. Wenn auch nicht eine quantitative, so liegt doch eine grobe Übereinstimmung insofern vor, daß beide Bewertungsgruppen die Oberschenkel, das Gesäß und die Hüften als die von Cellulite am häufigsten befallenen Hautareale angaben. Aus diesem Grund kann die Selbsteinschätzung der Probandinnen als verhältnismäßig gut beurteilt werden, obwohl die augenscheinliche Tatsache im Hüftbereich emotional von den Betroffenen offensichtlich geleugnet bzw. abgelehnt wird.

Die Überprüfung, in welchem Alter die Cellulite erstmals aufgetreten ist, zeigte, daß sich bei annähernd 50 % der Frauen die Cellulite bereits im Alter zwischen 15 und 20 Jahren deutlich zu erkennen gab. Legt man eine größere Jahresspanne als Maßstab an, so ist bei nahezu 80 % der Teilnehmerinnen an dieser Studie die Cellulite bis zum 30. Lebensjahr aufgetreten. Das bedeutet, daß der cellulitische Prozeß offensichtlich schon in der pubertären bzw. postpubertären Phase seinen Anfang findet. Eine Aussage, die im übrigen ebenfalls schon in einer vorangegangenen Pilotstudie (5) ermittelt wurde, obgleich die Cellulite dort scheinbar etwas später aufgetreten ist; und zwar bei 50 % der Frauen erst zwischen dem 20. bis 30. Lebensjahr.

Von den Probandinnen nahmen 40,5 % Kontrazeptiva, 52,4 % keine, und 7,1 % der Probandinnen äußerten sich nicht zur Befragung. Von den Anwendern der Pille war der Großteil (ca. 70 %) bis zu 30 Jahren alt. Es besteht nachweislich keine Korrelation zwischen der Stärke der Cellulite und der Einnahme von Kontrazeptiva. Der hormonelle Einfluß der Östrogene, deren physiologische Wirkung in einer unerwünschten erhöhten Wasserretention im Gewebe liegt, und die den Zellstoffwechsel schwerpunktmäßig in einen Aufbaustoffwechsel überführen, mit zunehmender Nährstoff- und Fetteinlagerung der Bindegewebs- bzw. Fettspeicherzellen, kommt nicht zum Tragen. Die hormonelle Wirkung moderner, altersmäßig angepaßter Kontrazeptiva führt danach nicht zu einer Verschlechterung der Cellulite.

Des weiteren wurde das Behaarungsmuster der Probandinnen aufgenommen, um etwaige virilisierende Merkmale (z.B. Hirsutismus), die als Indiz für eine vermehrte Androgenbildung gelten, in Korrelation zur Stärke der Cellulite zu setzen. Es galt zu überprüfen, ob die Cellulite bei Frauen mit einem Androgenüberschuß, ersichtlich an einem starken Behaarungsmuster, weniger stark ausgeprägt ist, als bei Frauen mit einem leichten Behaarungsmuster. Anhand der Ergebnisse hatte das Behaarungsmuster trotz eines gelegentlich postulierten Androgenüberschusses beim männlichen Behaarungstyp keinen signifikanten Einfluß auf die Stärke der Cellulite.

Die Frage, ob die Mutter oder die Schwester(n) ebenfalls Cellulite hatten, konnte von 25 Probandinnen (ca. 60%) bejaht werden. Acht Probandinnen (19%) negierten und neun Probandinnen (21,4%) beantworteten die Frage nicht. Von den antwortenden Probandinnen hatte bei 45,2% die Mutter und bei 14,3% die Schwester(n) ebenfalls Cellulite. Ein Ergebnis, das einen Hinweis auf die familiäre Disposition bei Cellulite gibt.

Die Befragung des individuellen Leidensdruckes sollte Aufschluß darüber geben, inwieweit die Regelmäßigkeit der Anwendung diesem Einfluß unterliegt. Der persönliche Leidensdruck wurde von 42,9% der Probandinnen als mittel eingestuft, 38,1% beurteilten ihn als gering und nur 19% bezeichneten ihren Leidensdruck als stark, d.h. bei nur $^{1}/_{5}$ der Betroffenen herrschte ein starker Leidensdruck vor.

Von den 42 Studienteilnehmerinnen hatten bereits 57% vor dieser Studie andere Behandlungen gegen Cellulite durchführen lassen.

Aus dieser Gruppe wurden als Vorbehandlungen von 91,7 % Massagen, von 16,7 % thermo-physikalische Behandlungen und von 12,5 % der Frauen Reizstrombehandlungen angegeben. Nur 8,3 % der Frauen hatten vor der Studie schon einmal Medikamente zur Behandlung der Cellulite eingenommen. Dabei waren Mehrfachnennungen möglich und sind in den Angaben enthalten.

Anhand dieser Aussagen ist die Anwendung von Massagen das bislang am stärksten frequentierte Behandlungsangebot gegen Cellulite. Dieses Ergebnis war ebenfalls schon durch die Pilotstudie ermittelt worden. Hinsichtlich der Strombehandlungen ist im Vergleich dazu eine tendenziell zunehmende Abneigung festzustellen, deren Ursache – nach Gesprächen mit den Probandinnen – vornehmlich in der Angst vor Strom liegt. Weiterhin zeigt dieses Ergebnis eindeutig, daß sich Medikamente zur Cellulitebehandlung nicht durchsetzen konnten, da sie erfolglos waren.

Da der vaskuläre oder mikrovaskuläre Einfluß aktuell als der wichtigste pathogenetische Faktor für das Entstehen und die Genese der Cellulite angegeben wird, sollen nun explizit die Ergebnisse der kosmetologischen Untersuchungen hinsichtlich der Kapillarensituation der Probandinnen erörtert werden.

Es ist auffällig, daß 85,7 % der Probandinnen sowohl Durchblutungsstörungen in den Extremitäten als auch Besenreiser aufwiesen. Die Besenreiser sind krampfaderartige Erweiterungen der kleinen Venenbezirke, die sich besonders in den entsprechenden Celluliteregionen lokalisieren lassen. Der hohe Prozentsatz der Probandinnen mit Besenreisern läßt auf eine konstitutionelle Minderwertigkeit des Stütz- und Bindegewebes schließen, die zu typischen Schäden, wie z. B. Krampfadern, disponiert. Daß die Stase oder die chronische Insuffizienz der unteren Extremitäten zusätzliche pathogenetische Faktoren darstellen, die negativ auf das Verhältnis zwischen Mikrozirkulation und Fett- sowie Hautgewebe einwirken, ist bereits von CURRI beschrieben (46).

Weiterhin ließ sich bei mehr als zwei Drittel der Frauen eine erhöhte Druckempfindlichkeit ausmachen, die sich in der starken Neigung zu blauen Flecken äußert. Die Neigung zu blauen Flecken (Zyanose) ist dabei als Hinweis auf eine funktionelle Erweiterung der venösen Hautgefäße aufzufassen.

Ebenfalls konnte bei diesen Probandinnen eine langanhaltende Farbveränderung der Haut nach erfolgter Druckgebung mittels Daumen beobachtet werden, wobei die weißen Flecken ein Indiz für eine verminderte Durchblutung sind.

Bei etwas weniger als der Hälfte der Probandinnen zeigte sich eine großflächige Durchblutungsstörung im cellulitischen Problemzonenbereich, palpatierbar an der kalten Hautoberfläche. Dies ist ein Indikator für die Progredienz der Beschwerden.

Außerdem war bei 38 % der Probandinnen eine Vergrößerung der Hautporen in den befallenen Hautarealen zu beobachten. Dieses Erkennungszeichen des cellulitischen Phänomens basiert auf den punktförmigen Einziehungen, durch die die Hautoberfläche grobkörnig erscheint, daher auch Orangenhaut genannt wird.

Diese Bestandsaufnahme bestätigt, daß das Erscheinungsbild der Cellulite eindeutig bestimmbare Eigenschaften zeigt, die mit den bereits aufgeführten klinischen und pathologischen Eigenschaften übereinstimmen. Für das Lipödem und seine klinischen Folgen, respektive die Erhöhung des Turgors, den Spontan- und Druckschmerz, das Vorliegen von spontan schmerzhaften oder druckdolenten Noduli und auch die Veränderung der Hautfarbe, ist die übermäßige Permeabilität und/oder Fragilität der Kapillaren verantwortlich.

Die ärztliche Untersuchung der individuellen Beschwerden erbrachte zusätzlich, daß absolut betrachtet annähernd ein Drittel (31 %) der Probandinnen Allergien und daß ca. 14 % des Studien-Kollektivs Hautreaktionen in Form von Rötungen und roten Flecken aufwiesen. Rötungen und rote Flecken basieren auf einer Erweiterung der Blutgfefäße.

Von den Probandinnen mit einer Cellulite im Stadium 3 hatten annähernd 50% der Frauen zusätzlich noch Allergien. Anders formuliert heißt das, daß 2/3 der Probandinnen, die eine Allergie aufweisen, eine Cellulite im fortgeschrittenen Stadium hatten, ein Hinweis, der die Vermutung auf eine geschwächte reticuloendotheliale Abwehr zuläßt. (Auf die Wechselbeziehung zwischen der Grundsubstanz des Bindegewebes und dem Immunsystem wurde bereits vorher hingewiesen).

Es zeigte sich, daß sich Gefäßveränderungen in allen Altersgruppen manifestierten. Mit zunehmendem Alter ist allerdings deutlich eine Zunahme der großflächigen Durchblutungsstörungen zu beobachten. Die Durchblutungsstörungen in den Extremitäten haben sich selbst bei den jüngeren Probandinnen stark bemerkbar gemacht.

Weitere Untersuchungen zum Zustand der Kapillaren im Verhältnis zum Stadium der Cellulite ergaben, daß bereits bei leichten Formen von Cellulite eine Verschlechterung des Kapillarenzustandes auftrat, die sich in einer verminderten Durchblutung und in Form von Besenreisern zu erkennen gab. Weiterhin konnte schon bei leichter bis mittelstarker Cellulite (analog dem Stadium 1 bzw. 2) eine großflächige Ischämie (Blutleere einzelner Organe) beobachtet werden, die aber offensichtlich stärker mit dem Alter als mit der Stärke der Cellulite korreliert. Signifikant mit Zunahme der cellulitischen Hautveränderungen geht eine Verschlechterung des venösen Systems einher, die sich sowohl in Besenreisern als auch in einer Zyanose (blaurote Färbung infolge mangelnder Sauerstoff-Sättigung des Blutes) äußert. Hinsichtlich der Durchblutungsstörungen in den Extremitäten, der Besenreiser, der vergrößerten Poren und der starken Neigung zu blauen Flecken war jeweils der Anteil der Frauen mit einer Cellulite im Stadium 3 am höchsten.

Verbesserung der Beschwerden nach der Behandlung mit der Rimcell®-Dermapunktur-Methode

Nachfolgend wird anhand der kosmetologischen Zwischen- und Enduntersuchung aufgezeigt, welche Beschwerden sich in welchem Umfang bei den Probandinnen mit der Rimcell®-Systempflege mit Dermapunktur nach 8 Wochen deutlich gebessert zeigten (siehe Abb. 38 und 39) und welche Faktoren darauf einen Einfluß nahmen.

Untersucht wurde die Glättung und Straffung der Haut, die Hautfärbung, die Reduktion des Fettgewebes, die Festigung des Unterhautfettgewebes und die Porengröße.

1. Haut glatter, straffer

Bei nahezu allen Probandinnen war unabhängig von ihrem Alter und dem Stadium der Cellulite nach 8 Wochen eine Straffung und Glättung der Haut eingetreten. Diese Verbesserung zeigte sich bei einem Drittel der Probandinnen schon nach der ersten, nach der dritten Behandlungswoche bereits bei ca. 80 % aller Probandinnen. Bei den Frauen, deren Haut verhältnismäßig „spät" auf die Behandlung reagierte, d.h. ein Erfolg sich erst nach der 5. Behandlungswoche einstellte, zeigte sich vor der Behandlung eine Ischämie in den Extremitätenendgliedern. Die Straffung und Glättung der Haut ist demnach eindeutig mit der Dermapunktur-Behandlung zu erzielen, wobei ein Erfolg verhältnismäßig früh zu erzielen ist.

2. Unterhautfettgewebe fester

Bei 78,6 % der Probandinnen ist eine Festigung des Unterhautfettgewebes eingetreten. Eine Straffung und Festigung konnte bei 12 % der Studienteilnehmerinnen nach der 3. Behandlungswoche beobachtet werden. Im Mittel trat eine Festigung nach der 5. Behandlungswoche ein. Eine signifikante Korrelation bestand zum Kapillarenzustand, aber nicht zum Alter. Bei den Probandinnen, bei denen das Unterhautfettgewebe erst nach der 8. Behandlungswoche gefestigt wurde, zeigte sich, daß annähernd alle Frauen

Durchblutungsstörungen in den Endgliedern der Extremitäten sowie auch Besenreiser aufwiesen. Hinsichtlich der Festigung des Unterhautfettgewebes ist demnach die Behandlung sehr vielversprechend.

3. Verkleinerte Hautporen

Weiterhin ist bei 31,1 % der Studienteilnehmerinnen eine Verkleinerung der Poren eingetreten. Eine Verbesserung war im Mittel zwischen der 3. und 5. Behandlungswoche zu beobachten, bei älteren Probandinnen tendenziell eher. Hier zeigte sich signifikant, daß die Probandinnen, die über dem Mittelwert des zeitlichen Behandlungserfolges lagen, sowohl eine starke Cellulite als auch Kapillarstörungen in Form von Besenreisern besaßen.

4. Fettgewebe weniger

Bei 21,4 % der Studienteilnehmerinnen erfolgte eine Reduktion des Fettgewebes im Problembereich. Allerdings bleibt hier offen, inwieweit u. U. das unterschiedliche Ernährungsverhalten einen Einfluß genommen hat und die Behandlung dadurch zusätzlich positiv beeinflußt wurde. Die Reduktion des Fettgewebes ist diejenige von den hier genannten Größen, die sich erst verhältnismäßig spät bemerkbar machte. Im Mittel erst nach der 7. Behandlungswoche. Es liegt die Vermutung nahe, daß bei einer Verlängerung der Studie mehr Probandinnen eine Reduktion erfahren hätten, zumal sich aus Gesprächen mit den Probandinnen ergab, daß diese ein verändertes Körper- und Ernährungsbewußtsein erfahren hatten.

5. Veränderte Hautfärbung

Für die Bestimmung der Hautfarbe ist u. a. die Funktion der Hautgefäße mit verantwortlich. Eine Veränderung der Hautfärbung durch die Behandlung zeigte sich absolut bei 14,3 % der Probandinnen. Die Veränderung trat im Mittel schon nach der 2. Behandlungswoche ein, bei leichten Cellulitefällen durchschnittlich eher als bei schwereren. Trotz des kleinen Kollektivs läßt sich auch hier tendenziell erkennen, daß bei den älteren Probandinnen der Behandlungserfolg erst 1–2 Wochen später einsetzte.

Eine Erklärung dafür, daß die „veränderte Hautfärbung" bei nur einem so kleinen Anteil der Frauen sichtbar wurde, kann die allgemein vorherrschende „Übergewichtigkeit" sein. Bei anteilmäßig viel Fettgewebe kann aufgrund der Hautschichtendicke die veränderte Durchblutungssituation schlechter diagnostiziert werden. Daß durch die Dermapunktur eine verbesserte Durchblutung einsetzt, ist anhand einer anderen Studie gesichert.

Es gilt festzustellen, daß sich die kapillarabhängigen Beschwerden bzw. Hautzustände unterschiedlich schnell und unterschiedlich gut durch die im Rahmen dieser Studie geprüfte Behandlungsmöglichkeit mit der Rimcell®-Systempflege sicher verbessern lassen. Im Vergleich zur Pilotstudie (5) sind die einzelnen Beschwerden anteilig signifikant verbessert worden, so daß in diesem Studienverlauf u. a. den Rimcell®-Pflegepräparaten ein nicht unbedeutender positiver Einfluß zugesprochen werden muß.

Eine Verzögerung der langsam fortschreitenden Verbesserung erweist sich als abhängig vom Schweregrad. Arterielle und venöse Durchblutungsstörungen bedingen hinsichtlich der Straffung der Haut, der Festigung des Unterhautfettgewebes sowie der Verkleinerung der Hautporen einen verspäteten Behandlungserfolg. Eine Verbesserung der Beschwerden, insofern sie bezüglich der o. g. Punkte einsetzte, zeigt sich nach dem vorgegebenen Behandlungszeitraum, unabhängig davon, ob die Probandinnen rauchten oder nicht; allerdings setzte eine Verbesserung des Unterhautfettgewebes und die verbesserte Durchblutungssituation, ersichtlich an der veränderten Hautfärbung, bei Raucherinnen zeitlich später als bei Nichtraucherinnnen ein. Somit stellt das Rauchen, über diesen Studienzeitraum betrachtet, keine erfolgsbehindernde, sondern vielmehr eine erfolgsverzögernde Einflußgröße dar.

Aus den kosmetologischen Untersuchungen läßt sich schlußfolgern, daß mittels der Rimcell®-Systempflege mit Dermapunktur eine signifikante Verbesserung der Cellulite vom höheren zum niedrigen Stadium eingetreten ist und, daß die Verbesserung bei mittlerer sowie schwerer Cellulite vermutlich schon sehr frühzeitig einsetzt. Relativ betrachtet ist auch ein hoher Prozentsatz der leichten Cellulitefälle behoben worden. Dieses Ergebnis gibt Anlaß zu der Hypothese, daß durch eine regelmäßige prophylaktische Dermapunktur-Behandlung der einsetzende cellulitische Prozeß höchstwahrscheinlich zu verhindern ist. Außerdem ist der Verbesserung der Cellulite in Korrelation zu den Behandlungswochen zu entnehmen, daß vermutlich bei Fortsetzung der Behandlung eine kontinuierliche Minderung zu einem niedrigeren Stadium eintreten würde. Viele Probandinnen erklärten am Ende der Studie, diese angenehme und erfolgreiche Behandlung zur Besserung und dauerhaften Sicherung des Erfolges fortführen zu wollen.

Den Erfolg der 8wöchigen Behandlung beurteilten:
4,8 % der Probandinnen als sehr gut, 33,3 % der Probandinnen als gut, 57,1 % der Probandinnen als befriedigend und 4,8 % der Probandinnen als wirkungslos (Abb. 39).

Nach Beurteilung des Prüfarztes hat sich das Erscheinungsbild der Cellulite ebenfalls positiv verändert und es ist bei keiner Probandin eine Verschlechterung eingetreten.

Eine Verbesserung der Glätte der Haut trat bei 90,5 %, eine Straffung der Haut bei 73,8 % sowie eine Festigung der Subcutis bei 69 % ein. Diese Ergebnisse der ärztlichen Abschlußuntersuchung zeigten damit eine gute Übereinstimmung mit der kosmetologischen Beurteilung.

Abgesehen von dem signifikanten Behandlungserfolg besteht ein wesentlicher Vorteil dieses Behandlungsprinzips gegenüber den bislang bekannten Methoden und Präparaten darin, daß die Rimcell®-Systempflege mit Dermapunktur einfach zu handhaben ist, die betroffenen Frauen sich ihres Hautproblems eigenverantwortlich ohne großen zeitlichen Aufwand annehmen können und eine direkte Behandlung der cellulitischen Hautstellen möglich ist, ohne daß fremde Hilfe in Anspruch genommen werden muß.

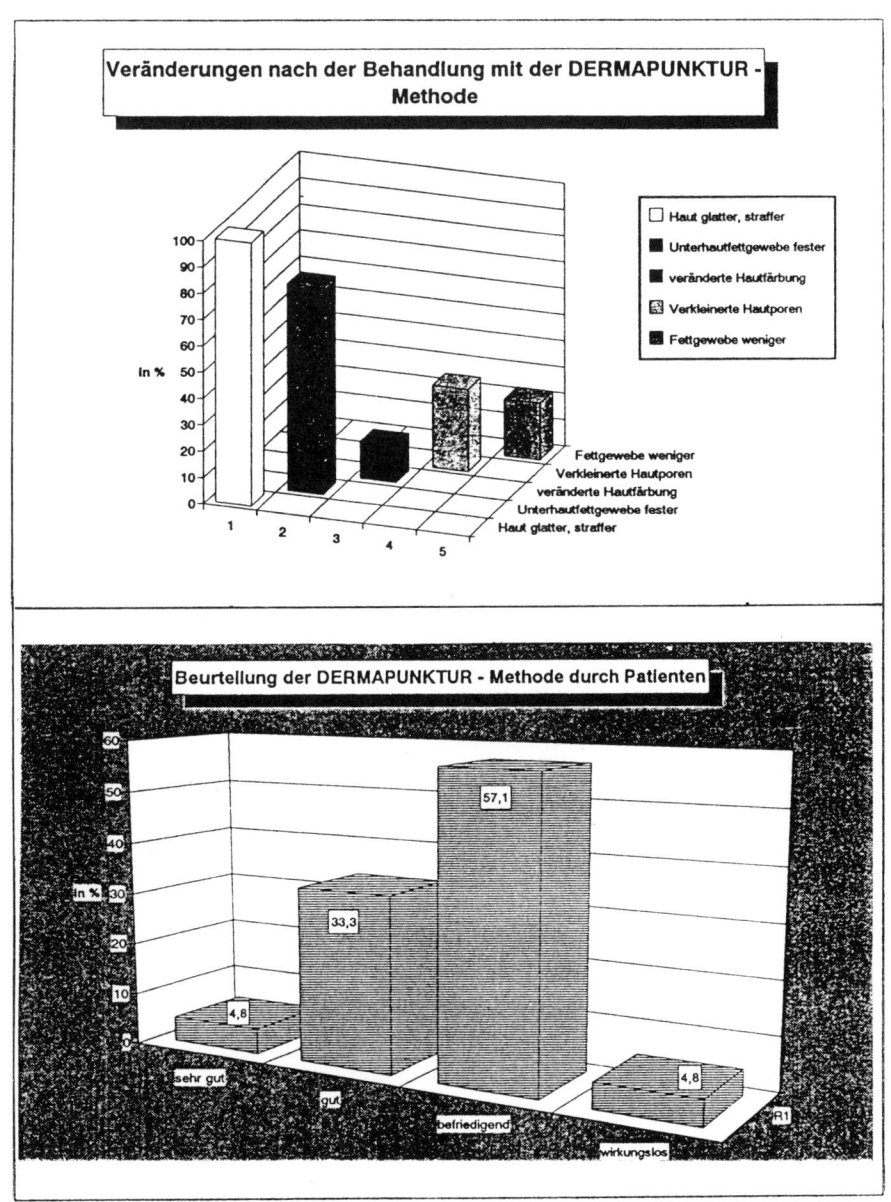

Abb. 39:
Ergebnisse der Rimcell®-Dermapunktur-Studie Hamburg

Wie bereits früher erwähnt, beginnt man eine Ganzkörper-Behandlung mit dem Dermapunktur-Massagegerät am rechten Bein, dann folgen linkes Bein, rechter und linker Arm, Rücken, Bauch, Brust und Nacken. Nun folgt noch die gezielte Massagebehandlung an den besonders betroffenen Stellen. Sehr bald hat man sich auch an den Zeitplan gewöhnt und will dann die belebende Massage nicht mehr missen.

Wie diese Klinische Studie an der Universität Hamburg bewiesen hat, zeigen sich unerwartet gute und zuvor nicht für möglich gehaltene Erfolge. Die Rimcell®-Systempflege mit Dermapunktur ist ideal geeignet, Cellulite-Schäden in den Griff zu bekommen und das vorzeitige Altern einzelner Hautpartien als Folge von Cellulite abzuwehren.

Vor einem Behandlungsbeginn sollte man sich selbst einen Zeitplan aufstellen und dabei die persönlichen Belange des Tagesablaufs berücksichtigen, um später auch den gewünschten Erfolg zu erreichen. Man kann die Behandlung etwa (2mal 8 Minuten) morgens gleich nach dem Duschen oder auch abends durchführen, gegebenenfalls auch morgens und abends, dann genügen aber jeweils nur ca. 8 Minuten.

Am 1. Tag beginnt man, die Rimcell®-Ampulle über das gesamte Hautareal zu verteilen und setzt dann mit der Dermapunktur-Massage ein.

Am Ende der Behandlung wird ein feiner Film von dem Rimcell®-Gel über die gesamte Behandlungsfläche verteilt und etwa 1–2 Minuten später dann schon die Körperlotion aufgetragen.

Anderntags erfolgt die Behandlung ohne eine Rimcell®-Ampulle. Verschiedene Behandlungabfolgen sind beispielhaft in der nachfolgenden Übersicht gezeigt:

Vorschläge zur erfolgreichen Cellulite-Behandlung

1. Behandlung einmal/Tag	2. Behandlung zweimal/Tag
Beginn 1. Tag Rimcell®-Ampulle morgens Dermapunktur (ca.15 Min.) Rimcell®-Gel Körperlotion	morgens Rimcell®-Ampulle Dermapunktur (ca. 8 Min.) Rimcell®-Gel Körperlotion abends Dermapunktur (ca. 8 Min.) Rimcell®-Gel Körperlotion
2. Tag Dermapunktur (ca.15Min.) Rimcell®-Gel Körperlotion	morgens Dermapunktur (ca. 8 Min.) Rimcell®-Gel Körperlotion abends Dermapunktur (ca. 8 Min.) Rimcell®-Gel Körperlotion
3. Tag wie Tag 1 4. Tag wie Tag 2 5. Tag wie Tag 1 6. Tag wie Tag 2 usw.	3. Tag wie Tag 1 4. Tag wie Tag 2 5. Tag woe Tag 1 6. Tag wie Tag 2 usw.

Nur die regelmäßige Anwendung führt zu dem angestrebten Behandlungserfolg!
Bewußtes Ernährungsverhalten unterstützt das Ergebnis.

Cellulite muß nicht mehr als Schicksal betrachtet werden, sondern ist eine Herausforderung an die persönliche Zuverlässigkeit gegenüber dem eigenen Körper.

Einzelfallbeschreibungen: Cellulite

Zur Verdeutlichung der Behandlungsmöglichkeiten mit der Rimcell®-Systempflege und Dermapunktur aus einer Studie werden zwei Fälle gezeigt, deren Fotodokumentation bei der ersten Untersuchung sinnvoll erschien, da die Cellulite deutlich sichtbar war. Es handelt sich dabei keinesfalls um Fälle, die den größten Erfolg innerhalb der Studie erzielten.

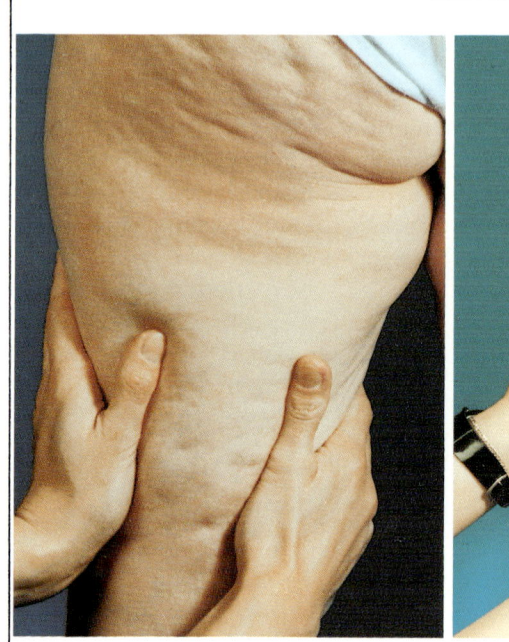 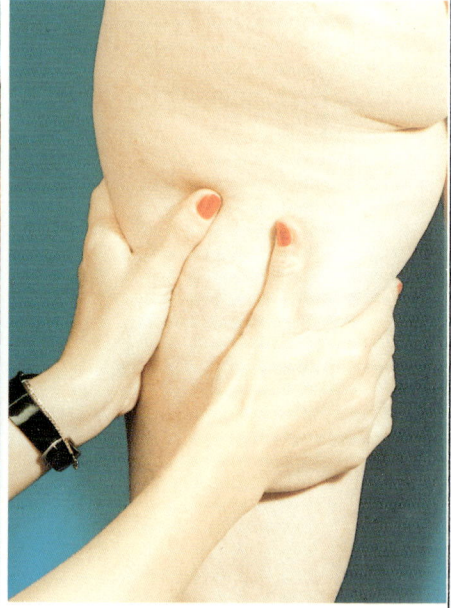

Patienten-Code 1990 2 VZ 016

Das Hautbild vor Beginn der Behandlung: Ödematöse Cellulite.

Nach 8 Wochen der Behandlungsmethode: Haut glatter und Gewebe fester

Abb. 40:
Ergebnisse der Dermapunktur-Studie an der Universität Hamburg

Es wurde konsequent täglich, bis auf einen Tag, massiert sowie bis auf die letzten 14 Tage regelmäßig, wie gewohnt, 2 – 3mal pro Woche Sport getrieben. Zwischenzeitlich wurde die Haut aufgrund der Ödeme sehr wellig. Die Klientin beurteilt die Behandlung als angenehm und verträglich sowie das Ergebnis als befriedigend. Die Dermapunktur-Massage sollte in dieser Form unbedingt wiederholt und weiter fortgeführt werden, um die erreichte Besserung noch zu optimieren.

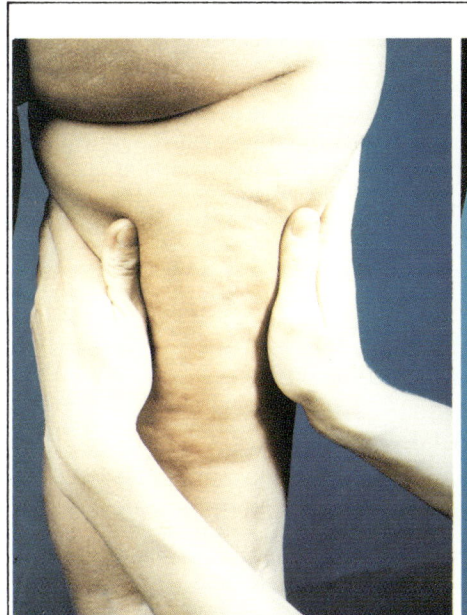
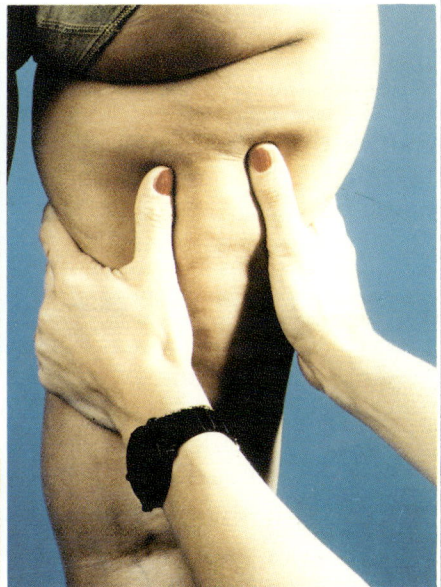

Patienten-Code 1990 2 TW 028

Das Hautbild vor Beginn der Behandlung: Die Cellulite ist sehr stark ausgeprägt, nach außen drängende Fettzellen prägen das Erscheinungsbild.

Nach 8 Wochen der Behandlungsmethode: die Haut ist wieder glatt und straff.

Abb. 41:
Ergebnisse der Dermapunktur-Studie an der Universität Hamburg

1. Patienten-Code 1990 2VZ 016

   Alter: 32 Jahre, seit 16 Jahren Cellulite
   Größe: 167 cm
   Gewicht: 69 kg, seit etwa 5 Jahren konstant
   Beginn: Ödematöse Cellulite im Gesäßbereich leicht Stadium 3 im Oberschenkelbereich 2 – 3 mit einer Tendenz zur Reiterhose
   Ende: Haut glatter und Subcutis fester. Patientin beurteilt Behandlung als angenehm und verträglich sowie das Ergebnis nach 8 Wochen als befriedigend.

Während der Behandlung wurden wegen Krankheit mit Bettlägerigkeit 7 Tage nicht sowie für weitere 7 Tage die Behandlungen nur sporadisch durchgeführt. Es wurde keine Diät zusätzlich gehalten und Sport nur, wie gewohnt, einmal pro Woche in Form von Gymnastik betrieben.

2. Patienten-Code 1990 2TW0 28

   Alter: 21 Jahre, seit 6 Jahren Cellulite
   Größe: 164 cm
   Gewicht: 60 kg, seit etwa 2 – 3 Jahren konstant
   Beginn: Stark ödematöse Cellulite im Stadium 2 mit Tendenz zu Reiterhose und Besenreisern im Problembereich. Ebenfalls Wasseransammlungen in den Beinen und leichte Krampfadern.
   Ende: Haut glatter und Lymphödem nach ärztlicher Beurteilung rückläufig.

Erfahrungsberichte aus Universitätskliniken, Kliniken sowie von Ärzten, Bundesleistungstrainern und Patienten

Dermapunktur in der Neurologie und Psychiatrie:

Seit der letzten Mitteilung ist jetzt über 320 Patienten zu berichten, die vorzugsweise mit dem Dermapunktur-Massageroller behandelt wurden. Hierbei muß von der Anwenderseite her etwas überraschend festgestellt werden, daß der Roller eine stärkere Empfindung auf den Patienten ausübt, als die altgewohnte Handmassage. Objektiv lassen sich dabei scharf markierte Areale vermehrter Rötung registrieren, die von einem intensiven Wärmegefühl begleitet werden. Das Phänomen ist dabei wesentlich stärker ausgeprägt als bei der normalen Handmassage oder auch bei lokaler Wärmeapplikation.

Entsprechend unserer früheren Gliederung der Krankheitsbildler wurde die damalige Einteilung beibehalten. Es ergaben sich folgende Ergebnisse:

A)	**Vertebragene Syndrome**	
A1)	Bandscheibenprolaps (präoperativ)	8
A2)	Bandscheibenprotrusionen	79
A3)	Schulter-Arm-Syndrom bei HWS-Veränderungen	13
B)	**Cephalgien**	
B1)	Migraine classique	12
B2)	Spannungskopfschmerz	404
C)	**Muskuläre Verspannungsschmerzen**	98
D)	**Sensibilitätsstörungen** (Paraesthesien, Hypalgien und -aesthesien, z.B. bei Diabetes mellitus)	12
E)	**Allgemeine Schmerzsyndrome** (nach Bagatelltraumen, degenerativen Gelenk- und Skelettveränderungen)	58

	Anzahl	sehr gute bis gute Ergeb.	befried. Ergeb.	keine Ergeb.
A1	8	0	3 (37,5 %)	5 (62,5 %)
A2	79	43 (54 %)	36 (46 %)	0
A3	13	8 (61,5 %)	4 (30,7 %)	1 (7,6 %)
B1	12	10 (83 %)	2 (16,6 %)	0
B2	40	35 (87,5 %)	5 (12,5 %)	0
C	98	47 (47,9 %)	51 (52,1 %)	0
D	12	1 (8,3 %)	9 (75 %)	2 (16,6 %)
E	58	46 (79,3 %)	8 (13,7 %)	4 (6,8 %)

Wie in den Vorberichten, sind auch dieses Mal die positiven Ergebnisse vorherrschend. Auffällig ist, daß im Gegensatz zu den Erstbefunden die weitere Anwendung der Methode bei Migräne und Spannungskopfschmerzen statistisch die beste Ansprechbarkeit ausweist. Das eher negative Ergebnis bei nachgewiesenen lumbalen Bandscheibenprolapsen (CT, Myelographie) überrascht nicht. Hingegen bieten nicht chronifizierte und komplikationslos verlaufende Vertebralsyndrome relativ günstige Aspekte für eine positive Beeinflussung der Symptomatik. Eine kombinierte Behandlung mit anderen physikalischen Anwendungen hat sich jedoch als maximale Therapieform kristallisiert. Als wesentlicher Vorteil stellt sich erneut die einfache Anwendung des Rollers dar. Fernerhin der vielfach rasche Wirkungseintritt und als ganz wesentlicher Faktor die Reduktion bzw. der vollständige Verzicht der Einnahme von Schmerzmitteln. Vielfach gelingt die Schmerzbeseitigung durch eine Kombination von Dermapunktur und minimal dosierten Psychopharmaka.

Zusammenfassend sollen hier nur die Erkenntnisse der ersten Mitteilungen wiederholt und bestätigt werden.

1. Die Methode ist verblüffend einfach und im Gegensatz zu anderen Schmerztherapieverfahren der letzten Jahre äußerst kostengünstig.
2. Die Methode ist an kein „Bedienungspersonal" gebunden; sie bedarf auch keiner klinischen Anwendung oder ärztlichen Praxis.
3. Im Rahmen klinischer Behandlungsformen kann durch die vielfach schnell eingetretene Reduktion des Schmerzvolumens die stationäre Aufenthaltsdauer verkürzt werden. Dabei sind sicherlich auch psychologische Faktoren zu berücksichtigen, die jedoch mit positiven Empfindungen auf die beschriebene Methode kommunizieren.

Migräne und Dauerkopfschmerz

Eine 26jährige Patientin leidet an heftiger Migräne, seit ihr zweites Kind vor drei Jahren geboren wurde. Die anfangs nur zweimal im Monat auftretenden Migräneattacken nahmen bis zum Beginn der Behandlung an Häufigkeit zu, so daß sie zuletzt ein- bis zweimal pro Woche eine Migräneattacke bekam. Zusätzlich zu diesen einseitigen Kopfschmerzen, verbunden mit Übelkeit und Erbrechen, beklagte die Patientin einen verspannungsbedingten Dauerkopfschmerz, den sie selbst auf die dauernde Angst vor der nächsten Migräneattacke zurückführte.

Beide Kopfschmerzzustände, sowohl der Spannungskopfschmerz als auch die Migräne, hatten im Laufe der Zeit zu einem großen Schmerzmittelverbrauch geführt, da die Patientin als Hausfrau und Mutter jeden Tag beansprucht wurde und sich keine Fehlzeiten erlauben konnte.

Seit ca. 7 Monaten wird die Patientin mit dem Dermapunktur-Massageroller behandelt. Nach Erstbehandlung und Einführung durch den behandelnden Arzt wendet die Patientin nun dieses Therapieverfahren mehrmals täglich selbständig zu Hause an. Dadurch haben sich die verspannungsbedingten Schulter- und Nacken-Kopfschmerzen fast vollständig zurückgebildet und auch die Migräneattacken begannen, nach einer Behandlungsdauer von ca. 10 Wochen, weniger häufig aufzutreten. Nach 7monatiger Behandlungsdauer treten die Migränekopfschmerzen nur noch 1mal im Monat auf und können mit einem Spezialmedikament gut behandelt werden. Der Spannungskopfschmerz ist völlig abgeklungen und die Patientin kann wieder, zusätzlich zu ihren häuslichen Belastungen, ihren Hobbies nachgehen, wie Tennisspielen und Schwimmen.

Migräne

Eine Frau ist wieder glücklich. Seit einigen Wochen haben ihre Freunde und Verwandten nur noch Komplimente für sie übrig. So blendend wie jetzt hätte sie seit Jahren nicht mehr ausgesehen. Zudem ist die Frau ein ausgeglichener Mensch geworden. Diese Beobachtungen in ihrer Umgebung kann die Frau nur bestätigen. Sie litt bis vor 8 Wochen unter einer schlimmen Migräne, die sie seit ihrem 30. Lebensjahr 2- bis 3mal in der Woche fürchterlich plagte. Sie mußte starke Zäpfchen und andere Medikamente nehmen. Dadurch verlor sie zunehmend an Lebensmut, wurde lethargisch. Ihr Gesicht war durch die Medikamente aufgedunsen und dicke Augenwulste ließen ihr nur noch schmale Schlitze zum Sehen. Zudem waren ihre Augen richtig trüb.

Nachdem die Frau sich den Dermapunktur-Massageroller und die dazugehörigen Therapieanleitungen schicken ließ und sich intensiv behandelte, war sie bereits nach 8 Wochen völlig schmerzfrei und hatte keine Migräneanfälle mehr. Sie kann heute wieder große Radtouren unternehmen, kann wieder kegeln und pflegt eingeschlafene Kontakte zu alten Freunden. Sie kann gar nicht beschreiben, wie sehr ihr die Dermapunktur geholfen hat. Der Alptraum von dauernden Schmerzen, bis hin zum Erbrechen, ist endgültig vorbei.

Migräneattacken

Eine 52 Jahre alte Patientin kam im Frühjahr dieses Jahres erstmals in unsere Sprechstunde. Die Mutter von 6 Kindern war völlig verzweifelt, da sie seit ungefähr 12 Jahren an schweren Migräneattacken litt. In den ersten Jahren waren die Kopfschmerzen nur ein- bis zweimal im Monat aufgetreten, meist in zeitlichem Zusammenhang mit der Menstruation. Damals hatten ihr auch noch die vom Hausarzt verordneten Schmerzmittel Linderung gebracht.

Im Laufe der Jahre hatten die Migräneattacken jedoch an Anzahl und Intensität zugenommen. Die Alltagsbelastungen der Patientin rasch zu ändern, war nicht möglich, da sie von ihren 6 Kindern und der täglichen Haushaltsführung vollkommen gefordert wurde.

Wir empfahlen ihr daraufhin die konsequente Anwendung des kleinen Dermapunktur-Massagerollers. Die Patientin war anfangs zögernd und skeptisch diesem Verfahren gegenüber. Nach mehrmaliger Anwendung und Anleitung in dieses Verfahren durch den behandelnden Arzt wendete sie den Dermapunktur-Massageroller, soweit es ihre alltäglichen Verpflichtungen zuließen, mehrfach täglich für ca. 5 bis 10 Minuten an, indem sie die Halsmuskeln, Schläfen und Stirnpartien abrollte.

Bereits die erste Attacke, die ca. 1 Woche nach Beginn der Behandlung mit dem Dermapunktur-Massageroller folgte, war nach Angaben der Patientin nicht so intensiv. Die Patientin behandelte sich daraufhin täglich mit Dermapunktur-Massagen konsequent weiter und hat bis zum jetzigen Zeitpunkt, über eine Behandlungsdauer von ca. 6 Monaten, eine deutliche Verbesserung bemerkt. Die Migräneattacken zeigen sich nur noch als erträglicher bis leichter Kopfschmerz, der 1mal im Monat auftritt. Die Patientin ist besonders erfreut darüber, daß sie auf Schmerzmittel verzichten kann und somit ihren Organismus vor möglichen Nebenwirkungen von Medikamenten bewahren kann.

Jahrelanger Kopfschmerz

Die 61jährige Patientin M.S. leidet seit vielen Jahren an Kopfschmerzen, deretwegen sie bisher regelmäßig Analgetika einnahm. Die Ursache der Cephalgien liegt unter anderem in muskulären Verspannungen im Nakken-Schulter-Bereich. Darüber hinaus weist die Patientin eine rheumatische Arthritis auf, die medikamentös therapiert wird. Seit ca. 3 Wochen benutzt die Patientin den Dermapunktur-Massageroller laut meinen Anweisungen.

Ergebnis: Die Intensität der Kopfschmerzen ließ teilweise so nach, daß keine Analgetika eingenommen werden mußten. Eine Aussage hinsichtlich einer Veränderung der Frequenz des Auftretens von Kopfschmerzen ist aufgrund des kurzen Beobachtungszeitraumes nicht möglich. Die Fingerbeweglichkeit ist dem subjektiven Empfinden nach geringfügig besser geworden. Die Patientin ist mit dem Massageroller zufrieden.

Spannungskopfschmerz

Ein 59jähriger Mann, Unternehmensberater, leidet seit 20 Jahren unter Spannungskopfschmerzen, die streßbedingt ausgelöst werden und im Laufe der Zeit an Intensität und Häufigkeit zugenommen haben, so daß er zu Beginn der Behandlung vor ca. 6 Monaten praktisch einen Dauerkopfschmerz hatte. Schmerzmittel wurden von dem Patienten nicht mehr eingenommen, da sie sich weitgehendst als wirkungslos erwiesen hatten bzw. so starke Nebenwirkungen bei ihm zeigten, daß er trotz Schmerzlinderung dann auch nicht mehr arbeitsfähig war. Lediglich um schlafen zu können, nahm er jeden Abend ein Schlafmittel ein.

Durch die tägliche Therapie mit dem Dermapunktur-Massageroller, die der Patient nach ärztlicher Einweisung täglich mehrmals bei sich selber durchführte, wurde die verspannte Nacken-Schultermuskulatur erwärmt, besser durchblutet und gelockert. Es kam zu einer deutlichen Schmerzreduzierung, so daß der Patient wieder konzentriert und erfolgreich arbeiten kann. Auch der Tag-Nacht-Rhythmus verbesserte sich, so daß der Patient auf das gewohnte Schlafmittel verzichten kann und zum jetzigen Zeitpunkt lediglich ein pflanzliches Beruhigungsmittel vor dem Einschlafen nimmt.

Entzündung der Bizepssehne

Eine 56jährige Patientin wurde seit 4 Monaten wegen einer Entzündung der langen Bizepssehne in der rechten Schulter medikamentös mit Entzündungshemmern sowie unter der fachärztlichen Aufsicht eines Orthopäden mit Ultraschall und Physiotherapie mittels gradueller Mobilisierung nach Eispackungen behandelt, ohne daß sich eine merkliche Besserung ergab. Ihre Bewegungsübungen waren empfindlich beeinträchtigt und bei gewissen Armbewegungen trat ein „Steckenbleiben" der Bizepssehne ein. Nach zehn Tagen Selbstbehandlung mit dem Dermapunktur-Massageroller stellte sie erstmals eine deutliche Linderung der Schmerzen und ein seltener auftretendes „Steckenbleiben" der Bizepssehne fest. Im Laufe des letzten Monats hat die Belastbarkeit des Armes, ungeachtet der Absetzung aller zuvor verabreichten Medikamente, erfreulich zugenommen.

Schultermuskelverletzung

Ein 62jähriger Patient hatte sich vor 6 Monaten durch einen Sturz beim Skilaufen eine Schultermuskelverletzung zugezogen. Die vom Facharzt (Orthopäden) durchgeführte Behandlung mit Ultraschall, Eispackungen, Physiotherapie und schließlich noch 2 pericapsulären Cortisonspritzen, um einem einsetzenden Schulter-Arm-Syndrom vorzubeugen, blieben weitgehend erfolglos. Dies hatte bei dem zuvor als äußerst aktiv und sportlich anzusehenden Patienten zu einer depressiven Reaktion geführt. Anfang September begann er eine Behandlung mit dem Dermapunktur-Massageroller, die er dann als Selbstbehandlung 2mal täglich fortsetzte. Zu Beginn der Dermapunktur-Behandlung war die linke Schulter bereits erheblich versteift, und die Anzeichen eines fortschreitenden Muskelschwunds in Schulter und Oberarm ließen sich nicht mehr übersehen.

Bereits nach zwei Wochen der Selbstbehandlung mit dem Massageroller stellte der Patient eine größere Beweglichkeit fest, ohne hemmende Schmerzen während der ständig gesteigerten Bewegungs- und Belastungstherapie. Ende des ersten Behandlungsmonats konnte ich bereits eine Zunahme des Oberarmumfangs um 8 mm messen. Darüber hinaus hatten sich auch sein Allgemeinbefinden und sein psychisches Gleichgewicht durch die nachlassende Schulterversteifung soweit stabilisiert, daß alle Medikamente, einschließlich der Anti-Depressiva, abgesetzt werden konnten.

Postoperative Rückenschmerzen (Zwischenwirbel)

Ein 51jähriger Patient hatte sich 15 Jahre zuvor einer Operation wegen eines prolabierten Zwischenwirbels (L4/5) mit daraus resultierender Versteifung der Wirbelsäule im Lendenbereich unterzogen. Seither waren zwar die akuten neurologischen Kompressionssymptome behoben, bzw. erträglich geworden. Er hatte jedoch während der recht kalten Wintermonate in Kanada noch immer unter allgemeinen Rückenschmerzen gelitten, die aber keine typische Segmentverteilung aufwiesen oder in die Beine ausstrahlten. Die vorausgegangene Therapierung durch verschiedene Ärzte hatte sich auf die Verschreibung von Butazolidin und ähnliche Präparate beschränkt, die nur einen mäßigen Erfolg hatten, deren Begleiterscheinungen aber Magenbeschwerden waren.

Ein Nachbar dieses Patienten und zugleich sein Freund empfahl ihm, sich zu mir in Behandlung zu begeben. Dies geschah Mitte September. Ich wies ihn in die Anwendung des Dermapunktur-Massagerollers ein, mit dem er sich seither, abwechselnd mit seinem Nachbarn, 2mal täglich behandelt. Seit dieser Zeit stellt er eine wesentliche Linderung seiner Rückenschmerzen fest und hat zudem die während der letzten drei Wochen verfrüht eingetretenen Kältewellen ohne den sonst üblichen Rückfall und ohne auf Medikamente zurückgreifen zu müssen, gut überstanden.

Trümmerfraktur des oberen Sprunggelenks

Der 65jährige Patient H. Sch. hatte vor mehreren Jahren einen Arbeitsunfall, bei dem er sich eine Trümmerfraktur des oberen Sprunggelenkes am linken Bein zuzog. Das Gelenk ist eingesteift und das Bein um ca. 3 cm kürzer. Da er nur selten die orthopädischen Schuhe mit dem entsprechenden Höhenausgleich trägt, kommt es immer wieder zum Auftreten von ischialgiformen Beschwerden. Durch die regelmäßige tägliche Anwendung des Dermapunktur-Gerätes (2mal 5 – 10 Min.) ist es zu einer deutlichen Abnahme der Beschwerdesymptomatik gekommen. Der Patient fühlt sich durch die Anwendung des Gerätes viel zufriedener und ausgeglichener.

Wirbelsäulenarthritis

Die Patientin hatte seit vielen Jahren an den Auswirkungen einer Wirbelsäulenarthritis im zervikalen Bereich zu leiden gehabt, denen sie nur mit Hilfe von Tabletten begegnen konnte. Sie hatte sich bereits 1mal mit Erfolg einer Akupunkturbehandlung unterzogen, die sie jedoch wegen der hohen Kosten nicht fortsetzen konnte.

Bereits nach einigen Tagen der Behandlung mit dem Dermapunktur-Massageroller konnte sie auf die Tabletten verzichten und mußte auch den Massageroller nicht mehr täglich anwenden. Die Anwendung des Massagerollers in Abständen von jeweils 3 bis 4 Tagen hat sich als voll ausreichend erwiesen.

Krämpfe im Oberarm

Sie kennen unsere Geschichte und wissen, daß mein Bruder schon seit Monaten nicht mehr schlafen, auf der linken Seite überhaupt nicht mehr liegen konnte und die Krämpfe im Oberarm häufiger und unerträglich wurden, so daß er sich sogar mit dem Gedanken einer Amputation befaßte. Vor ca. 10 Wochen war er nun in der berufsgenossenschaftlichen Klinik. Es fanden dort die Untersuchungen nach der Schmerzursache statt – 10 Tage lang. Die Einberufung, mit der wir schon lange täglich rechneten, wird immer wieder hinausgeschoben.

Und nun zu unserem Dermapunktur-Roller: Voller Freude hat mir mein Bruder erklärt, daß er nachts wieder schlafen kann, d.h., daß er auf der linken Seite, die so schmerzte, wieder liegen kann. Auch kann er den linken Arm, den er aus eigener Kraft nur mit Hilfe der rechten Hand vom Körper wegheben konnte, jetzt ca. 10 cm wegheben. Auch die ununterbrochenen Krämpfe im linken Oberarm wurden etwas weniger. Wir wagen es gar nicht, nach so vielen Jahren daran zu glauben, daß es so bleibt.

Schulter-Arm-Syndrom

Sehr gute Erfahrungen gegen Schmerzen machte eine 71jährige, ehemalige Chefsekretärin, mit der Dermapunktur-Methode gegen Schmerzen.

Sie litt seit vielen Jahren unter Migräneanfällen, die immer häufiger und heftiger auftraten. Dazu hatte sie starke Schmerzen in den Armen, besonders in der rechten Hand, bis hin zur Gefühllosigkeit. Die Ärzte diagnostizierten ein Schulter-Arm-Syndrom. Über einen Zeitungsartikel erfuhr die Frau von der Dermapunktur-Methode gegen Schmerzen. Sie bestellte sich das handliche Gerät und „rollert" sich täglich von Kopf bis Fuß. Inzwischen ist sie völlig schmerzfrei.

Eingeschränkte Beweglichkeit nach Vorderarmbruch

Durch eine Patientin wurde ich auf den Massageroller „Dermapunktur" aufmerksam gemacht. Sie hat ihn selbst angewendet. Nach einem Vorderarmbruch war die Hand- und Fingerbeweglichkeit so eingeschränkt, daß sie ihren Beruf als Stenotopistin, in dem sie bereits seit 25 Jahren tätig war, nicht mehr ausüben konnte. Ich selbst konnte beobachten, daß sich die Hand- und Fingerbeweglichkeit nach der Behandlung mit diesem Massageroller ganz erheblich gebessert hat. Angeregt durch diesen Erfolg, setze ich ebenfalls das Gerät nun seit kurzer Zeit ein.

Auch ich kann, wie von anderer Seite festgestellt wurde, bei rund 60 – 80 % die Wirksamkeit, Sicherheit und Anwendbarkeit der Dermapunktur-Methode bei chronischen Kopfschmerzen, Wirbelsäulenschmerzen, peripheren Durchblutungsstörungen als gut beurteilen.

Außerdem kann ich Ihnen heute berichten, daß ich mit dem Dermapunktur-Massageroller weiterhin sowohl in der ambulanten als auch in der klinischen Therapie beachtliche Besserungen erzielen kann; und zwar bei Verkrampfungen, Verspannungen, Migräne, Myalgien, Verspannungskopfschmerzen und Hartspann der Schulter-Nacken-Muskulatur. Dieses Verfahren läßt sich vom Patienten selbst leicht durchführen und ist in seiner Anwendung sehr erfolgreich, schmerzlindernd und kostensparend, indem sich der Medikamentenverbrauch erheblich reduzieren läßt und verdient weitere Anwendungen in der physikalischen Medizin.

Polyarthritis

Beobachtungsbericht eines Arztes über eine 54jährige Patientin:
Seit sieben Jahren leidet die Patientin an einer chronischen progredienten Polyarthritis rheumatica mit schweren entzündlichen, deformierenden Gelenkveränderungen (Fingergelenke, Knie, Hand und Schultergelen-

ke). Die Frau ist seit vier Jahren Frührentnerin. Trotz Einnahme von Antirheumatica, Basistherapeutica etc. konnte das Krankheitsbild nicht zum Stillstand gebracht werden. Seit ca. sechs Monaten wird diese Frau mit dem Dermapunktur-Massageroller täglich massiert. Seitdem ist eine Schmerzlinderung zu verzeichnen. Die Bewegung in den betroffenen Gelenken hat sich gebessert. Die Einnahme von Antirheumatica konnte verringert werden.

Rheuma

Kaum vier Wochen benutzte eine 55jährige Hausfrau den Dermapunktur-Massageroller nach der Dermapunktur-Methode gegen Schmerzen, da war für sie Erstaunliches geschehen. Sie konnte ihre Hände wieder vollkommen öffnen und schließen, ohne unter wahnsinnigen Schmerzen zu leiden. Seit 1979 litt die Nebenerwerbs-Landwirtin unter Polyarthritis. Bestrahlungen, Goldspritzen und der Aufenthalt in einer Schmerzklinik führten zu keiner Besserung ihres Leidens. Zuletzt konnte sie sich nicht mehr selbst frisieren, die Hände ließen sich nicht mehr öffnen, waren zu Krallen geformt. Zudem waren alle Gelenke geschwollen. Ihre Hausarbeit konnte sie nur noch unter großen Schmerzen verrichten. Folge der Arbeitsunfähigkeit war, daß alle Kühe verkauft werden mußten, da auch die Arbeit im Stall nicht mehr bewerkstelligt werden konnte. Nach drei Wochen Selbstbehandlung nach der Dermapunktur-Methode ist sie überglücklich: „Ich habe mir von dem kleinen Dermapunktur-Gerät gar nichts versprochen. Da ich aber wirklich schon alles ausprobiert hatte, von Spritzen über Apparatemedizin, wollte ich auch diesen Strohhalm ergreifen. Der Strohhalm erwies sich für mich als Rettungsanker. Ich kann jetzt wieder alle Arbeiten in Haus und Stall ausführen. Hätte ich vor vier Jahren davon gewußt, könnten wir unsere Kühe noch haben, denn ich bin jetzt dank der Dermapunktur frei von Dauerschmerzen."

Gelenkrheuma

Die ersten Beschwerden traten bei meinem Patienten 1943 auf: erste rheumatische Schübe in den Fingergelenken. Schon bald waren auch Ellenbogen-, Schulter- und Kniegelenke betroffen. Dann war er gezwungen, seinen heißgeliebten Beruf, er war Lokomotivführer, aufzugeben. Auch sein Hobby Kegeln war ihm unmöglich geworden. Finger und Handgelenke waren vollkommen steif und bewegungsunfähig. Ärzte der

Rheumaklinik rieten ihm zur sofortigen Operation. Künstliche Gelenke sollten ihm zumindest eine gewisse Bewegungsfähigkeit ermöglichen. Der Mann war total verzweifelt: „Ich war vollkommen abhängig, konnte weder meine Hemdknöpfe alleine zumachen noch meine Schuhe zubinden."

Vor der Operation schreckte er aber noch zurück, zu seinem Glück! Er hörte gerade zu dieser Zeit von erstaunlichen Heilerfolgen, die eine Masseurin mit einer neuen Methode erzielte. Sie behandelte Schmerz- und Rheumapatienten mit der Dermapunktur-Massage. Auch diesem Mann konnte geholfen werden. Schon nach erstaunlich kurzer Zeit zeigte sich eine deutliche Besserung seiner Beschwerden. Heute ist der Rentner wieder soweit hergestellt, daß er sich selber versorgen und anziehen kann. „Auf die Hilfe meiner Frau bin ich nicht mehr angewiesen. Ich fühle mich wieder wie ein richtiger Mensch. Sogar kegeln kann ich wieder und das Wichtigste: Ich habe wieder Spaß am Leben!"

Bechterew und Ischialgie

Ich bin heute genau 49 Jahre alt. Meine Beschwerden traten zum ersten Mal während meiner dritten Schwangerschaft im Jahre 1974–75 auf. Sie waren so schmerzlich, so daß ich mich kaum richtig bewegen konnte und ich durfte ja, eben wegen der Schwangerschaft, keinerlei ärztliche Hilfe in Anspruch nehmen. Auch nach der Geburt wurden die Schmerzen nicht geringer. Ich konnte nicht richtig schlucken, nicht richtig durchatmen, geschweige im Bett liegen. Viele Nächte verbrachte ich, aufrechtsitzend, im Sessel.

Jetzt konnte ich ärztliche Hilfe in Anspruch nehmen. Ich glaube, ich habe alles versucht, was es zu versuchen gab, um endlich ein wenig Erleichterung zu bekommen. Z.B. Massagen, Krankengymnastik, Einrenkungen, hunderte von Spritzen, unzählige Tabletten, Eigenblutspritzungen, Diäten und Naturheilprodukte. Dies half so gut wie gar nicht. Im Gegenteil, die Beschwerden wurden so schlimm, daß ich mich zeitweilig nur noch mit Krücken aufrechthalten konnte. Kurzum, ich hatte mich endgültig damit abgefunden, Zeit meines Lebens mit Schmerzen leben zu müssen.

Nachdem ich nun auch noch sämtliche Orthopäden weit und breit aufgesucht hatte, um die Ursache meiner Schmerzen zu erfahren, und keiner von ihnen eine Diagnose stellen konnte, erfuhr ich nach langer Zeit endlich an der Universität Frankfurt eine Diagnose. Und diese lautete: Bechterew mit beidseitig einhergehender Ischialgie. Jetzt wollte ich mich ganz bewußt darauf einstellen und versuchen, das Beste daraus zu machen. Aber die Schmerzen waren oft so heftig, daß ich nicht mehr ein noch aus wußte. Trotz der Liebe meines Mannes und meiner drei Buben war es für mich schier unerträglich. Tag ein, Tag aus mußte ich Tabletten schlucken, um meine Hausarbeit und alle damit verbundenen Verpflichtungen so gut wie möglich zu verrichten. Oft nahm ich morgens und abends eine 100 mg Voltaren retard. An der Wirbelsäule und auf dem Brustbein bildeten sich sehr schmerzhafte Schwellungen. Dann konnte ich mich kaum noch allein anziehen und das Bücken wurde immer schwerer.

Auch das seelische Gleichgewicht fing an zu schwanken, obwohl ich immer ein froher und ausgeglichener Mensch war. Kurzum, ich hätte versucht, das Beste aus allem zu machen, wenn mir nicht ein Artikel in einer Tageszeitung aufgefallen wäre, der über einen Meteg-Dermapunktur-Massageroller berichtete. Ich habe dann über die Redaktion einen kleinen Hinweis und über die Telefonauskunft die Adresse der Firma Schweisfurth bekommen. Noch am gleichen Vormittag bestellte ich mir den Massageroller. Mein Mann wurde der beste Masseur aller Zeiten. Mit viel Liebe und Geduld massierte er mir morgens und abends meinen Rücken. Nach etwa 2 – 3 Wochen spürte ich, daß es besser wurde. Von Tag zu Tag erfuhr ich mehr und mehr Erleichterung. Das war vor etwa einem ¾ Jahr.

Heute geht es mir wieder recht gut und ich möchte es ganz, ganz laut sagen. Ich kann mich wieder normal bewegen, ich komme sogar wieder mit meinen Fingerspitzen auf die Erde, ich kann fast alle Arbeiten verrichten wie zuvor. Aber ganz wichtig für mich ist, daß meine Lebensgeister wieder erwacht sind. Ich bin wieder ausgeglichen und alle, die mich kennen, wundern sich und freuen sich mit mir.

Bechterewschmerzen

Seit etwa zwei Jahren habe ich als Bechterew-Patient die Antischmerzroller zur Behandlung meiner Bechterewschmerzen im Einsatz. Ich habe vor allem den Anti-Schmerzroller 100 täglich eingesetzt und kann behaupten, daß ich diese Behandlungsmethode nicht mehr missen möchte. Täglich habe ich die Behandlung morgens und abends 10 – 15 Minuten lang durchgeführt. Während akuter Schmerzen konnte ich auch nachts mir durch den Schmerzroller Linderung verschaffen. Da seit gut einem Jahr auch meine Halswirbelsäule betroffen ist, hat mir gerade in dieser Zeit der Roller sehr gute Erleichterung gebracht, so daß ich meistens ohne Medikamente ausgekommen bin. Durch die intensive Behandlung habe ich den chronischen Schmerz gelindert und Muskelverspannungen verhindert. Selbst bei akuten Schmerzen im Lendenwirbelbereich und im Nacken trat durch die Dermapunktur-Behandlung eine deutliche Schmerzreduktion ein, so daß ich meistens ohne Analgetika auskam.

Auch vor und nach der Gruppengymnastik haben wir mit der Dermapunktur-Massage uns gegenseitig behandelt und dabei auch unter Schmerzen eine positive Aufwärmung für die weitere Bewegungstherapie erreicht. Vieles kann nach intensiver Massage ohne Steigerung der Verspannung durchbewegt werden. Die Durchblutung wird gesteigert und verspannte Muskulatur gelockert. 12 unserer Mitglieder mit den unterschiedlichsten Beschwerden behandeln sich regelmäßig mit den Anti-Schmerzrollern und möchten diese Therapie nicht mehr missen.

Mit den Geräten hat man bei chronischen Gelenkbeschwerden eine komplikationslose, nebenwirkungsfreie Behandlungsmöglichkeit. Diejenigen, die die Roller regelmäßig anwenden, bewerten sie mit „sehr gut".

Schmerzen in der Hüfte

Die Schmerzen in der linken Hüfte wurden immer schlimmer. Der Arzt zeigte mir Röntgenbilder. Selbst als Laie konnte ich sehen, daß das Hüftgelenk verschlissen ist. Ich sollte mir einen Operationstermin geben lassen. Zunächst bekam ich starke Schmerzmittel, denn ich konnte mich nachts im Bett kaum noch umdrehen, so weh tat das. Das Treppensteigen fiel mir immer schwerer, auch mein Hobby, die Arbeit im Garten, war mehr Qual als Spaß.

Ich hörte von der Dermapunktur und habe angefangen – zunächst skeptisch – die schmerzende Hüfte und den Oberschenkel mit dem Roller zu bearbeiten, morgens eine halbe Stunde, abends fast immer 40 Minuten. Schon nach drei Tagen ließen die Schmerzen nach, ich konnte dadurch auch wieder viel besser schlafen. Nach etwa einer Woche konnte ich zum ersten Mal auf die Schmerzmittel völlig verzichten. Meiner Frau und meiner Tochter fiel vor allem auf, daß ich besser gehen konnte (sonst bin ich alle paar Meter vor Schmerz zusammengezuckt). Jetzt, nach knapp drei Wochen „rollern", mache ich wieder meinen ausgedehnten Stadtbummel, und was mich besonders freut, ich kann wieder im Garten arbeiten! Sogar umgraben. Es ist mir fast unheimlich, aber die Schmerzen stören mich kaum noch, die Operation ist in weite Ferne gerückt.

Verschleißerscheinungen der Wirbelsäule

„Ich hab mir immer gewünscht, nur noch einen Tag in meinem Leben ohne Schmerzen zu sein, jetzt glaube ich manchmal zu träumen, weil ich schon seit Monaten schmerzfrei bin", strahlt eine 74jährige Frau.

Die Rentnerin hatte seit 1979 fast keine Möglichkeit mehr, sich normal zu bewegen. Durch Verschleißerscheinungen an der gesamten Wirbelsäule und einen zusammengerutschten Wirbel im Halsbereich hatte sie sehr starke Schmerzen, die mit Impletol- und Novalginspritzen behandelt wurden. Sie konnte sich nur noch mit Hilfe eines Stockes und durch Körperdrehungen vorwärts bewegen. Einmal ums Haus zu gehen, schien ihr ein unerfüllbarer Traum. Im Mai 1987 bekam sie einen Dermapunktur-Massageroller. Anfangs behandelte sie sich täglich an den schmerzenden Stellen, morgens jeweils eine halbe Stunde von Kopf bis Fuß nach der Dermapunktur-Methode. Sie mußte zuvor immer eine steife Halskrause tragen, die ist nun weg, ebenso wie ihre Schmerzen. Durch die vielen Medikamente, die sie einnahm, hatte sie Magengeschwüre, davon ist nichts mehr zu spüren. Ihren Stock hat sie in eine Ecke gestellt und sie kann sogar wieder täglich mit ihrem Hund spazierengehen. Bereits nach 14 Tagen war sie völlig schmerzfei. Ihr rechtes Bein und der Fuß waren zuvor durch Durchblutungsstörungen immer blau angelaufen, morgens hatte sie steife Finger und immer kalte Füße. Das ist alles wie weggeblasen, sie kann es immer noch nicht richtig fassen. Sie hatte zuweilen so starke Kopfschmerzen, daß sie den Kopf an die Wand schlug, nur um einen anderen Schmerz zu fühlen. Das alles ist jetzt Vergangenheit. Wer unter chronischen Schmerzen zu leiden hat, weiß was das bedeutet.

Verspannte Nackenmuskulatur am Computer

Ich habe etwa zehn Jahre unter heftigen Migräneanfällen gelitten und in dieser Zeit viele Medikamente ausprobiert. Da ich in meinem Beruf täglich an einem Computer sitzen muß, war meine Nackenmuskulatur total verspannt. Häufige Massagen und Fangopackungen brachten mir keine Linderung.

Da empfahl mir eine Bekannte, es einmal mit dem Dermapunktur-Massageroller zu versuchen. Eine Behandlung von täglich nur zehn Minuten befreite mich innerhalb kurzer Zeit von meinen Beschwerden. Ich freue mich, daß ich in dem Gerät einen zuverlässigen Helfer gefunden habe und werde es weiterempfehlen.

Spannungsschmerz

Den Dermapunktur-Anti-Schmerzroller setze ich regelmäßig ein- bis zweimal wöchentlich zwischen den Operationen mit viel Erfolg ein. Der Gebrauch ist mir sozusagen schon in Fleisch und Blut übergegangen und ist gerade für mich als Chirurgen, der ich meist Stunden mit weit über den Operationssitus gebeugtem Kopf zubringe, eine sehr, sehr große Hilfe, die mir den Spannungsschmerz regelmäßig sehr wohltuend lindert. Ich kann nicht sagen, daß die Schmerzen komplett verschwinden; einige wenige Rollbewegungen zwischen den Operationen mildern jedoch den bis zum Brechreiz gesteigerten Schmerz ganz wesentlich, so daß ich meist nur noch ein dumpfes Gefühl verspüre und den Schmerzmittelabusus von Kopfschmerztabletten deutlich reduzieren konnte.

Ich bin sehr begeistert und habe schon machem Chirurgen-Kollegen davon berichtet.

Polyneuropathie

Eine 72jährige Patientin, geboren 1920, seit über 20 Jahren an insulinpflichtiger Zuckerkrankheit erkrankt. Als typische Begleiterscheinung hat sie zusätzlich Durchblutungsstörungen der Herzkranzgefäße und in den Armen und Beinen eine sogenannte Polyneuropathie. Hierbei handelt es sich um eine allmähliche Funktionsminderung der Arme und Beine versorgenden Nervenfasern. Aufgrund dieser Erkrankungen leidet die Patientin seit ca. sechs Jahren unter heftigen Schmerzen in Armen und Beinen, die besonders die Unterschenkel betreffen.

Zahlreiche Medikamente haben nach kurzer Zeit ihre Wirksamkeit verloren, so daß die Patientin schließlich auf alle Schmerzmittel verzichten mußte, da sich auch Nebenwirkungen an anderen Organen zeigten. Um die Schmerzen zu verringern, gewöhnte sich die Patientin Schonhaltungen an, wobei sie versuchte, die Gelenke möglichst wenig zu bewegen. Dies führte zu einer allmählichen Versteifung vor allem der Fußgelenke.

Nachdem sie mehrmals unter ärztlicher Anleitung den Dermapunktur-Massageroller angewendet hatte, führte sie dieses Therapieverfahren selbständig zu Hause mehrmals täglich durch und kam lediglich zu Kontrollbesuchen in 3 – 4wöchigem Abstand in das DRK-Schmerzzentrum. Nach einer Gesamtbehandlungsdauer von bis jetzt drei Monaten gibt die Patientin eine fast völlige Schmerzfreiheit in den Beinen und Füßen an und, was der Patientin fast noch wichtiger ist, eine Zunahme der Beweglichkeit in den Fußgelenken, so daß ihr ein normales Gehen wieder möglich ist.

Bis auf die Medikamente wegen ihrer Zuckerkrankheit und wegen der Durchblutungsstörung benötigt die Patientin keine weiteren Tabletten, insbesondere keine Schmerzmittel.

Schleudertrauma – depressives Syndrom

Bei dem Patienten handelt es sich um einen Zustand nach HWS-Schleudertrauma, Schädelplatzwunden, Jochbeinfraktur, Commotio cerebri et spinalis. Ausgeprägtes depressives Syndrom, Suizidgefährdung, WS-Syndrom bei Fehlhaltung und degenerativen Veränderungen der WS.

Der Patient hat 1982 einen Verkehrsunfall erlitten, wobei er sich die oben genannten Verletzungen zugezogen hat. Es erfolgte eine Behandlung im Krankenhaus, danach folgte eine Behandlung im Reha-Center. Danach ambulante Behandlung beim Neurologen sowie auch bei verschiedenen anderen Ärzten. Er klagte über starke Kopfschmerzen, besonders li. temporal, über Hartspann der gesamten Wirbelsäule mit Nackenschmerzen, Schmerzausstrahlung in die oberen Extremitäten, Taubheitsgefühl in der linken Hand und des zweiten und dritten Fingers, über schmerzhafte Bewegungseinschränkung der gesamten HWS, der LWS, über Ischialgien im rechten Bein mit Bewegungseinschränkung. Außerdem war der Patient stark depressiv verstimmt, klagte über Schlafstörungen, Suizidgedanken. Es erfolgten mehrere Selbstmordversuche. Die Behandlung erfolgte konservativ, in Form von Schmerztherapie, Neuraltherapie sowie auch Behandlung durch verschiedene Neurologen.

Novalgintropfen täglich, 40–120 Tropfen, mindestens 1mal pro Woche vom Arzt Schmerzspritzen „Fodral", 3mal pro Woche „quaddeln" mit Impletol und 1–5mal im Monat eine Lokalanästhesie. Diese Maßnahmen erbrachten leider nicht den gewünschten Erfolg. Der Patient klagte weiterhin über Kopfschmerzen, Despressionen, Hartspann der gesamten WS.

Daraufhin 1. Massage mit dem Dermapunktur-Massageroller, 40 Minuten lang am ganzen Körper. Befund eine halbe Stunde nach der Massage: Befinden gut, keine Kopfschmerzen und kein Druck mehr im Kopf, Bewegung im rechten Bein verbessert, keine Rückenschmerzen mehr, kann Bein bis auf Stuhlhöhe anheben, Socken selbst angezogen, wieder leichtes Gefühl in der rechten Hand, kann wieder zugreifen. Bei der 2. Massage sind keine Schmerzen mehr aufgetreten. Bei der 3. Massage: Befinden sehr gut, sehr gut eingeschlafen bis 9.45 Uhr; Bein noch beweglicher. Bei der 4. Massage: Gefühl in der rechten Hand in den Fingern wieder voll da; Hand am Kochtopf verbrannt. Bei der 5. Massage: keine Beschwerden mehr. Bei der 6. Massage: 100% gut geschlafen; keine Alpträume mehr; Befinden sehr gut.

Bei der letzten Untersuchung am 26.2.1987 war die WS völlig bewegungsfrei, es konnte kein Hartspann der paravertebralen Muskulatur festgestellt werden. Der Patient klagte über keinerlei Beschwerden. Er war psychisch in guter Verfassung. Er gab an, er nehme keinerlei Medikamente ein. Der Patient berichtete mir, daß er seit der Behandlung mit dem Dermapunktur-Massageroller schmerzfrei sei und versicherte mir, daß neben der Massage keine andere Therapie durchgeführt wird. Er führte täglich 2mal 40–60 Minuten Ganzkörpermassage durch.

Rheumabeschwerden

In der Physiotherapeutischen Abteilung einer orthopädischen Universitätsklinik in Italien wurde eine Studie über die Wirkung der Dermapunktur bei Rheumabeschwerden durchgeführt.

Bei einer Anzahl von neun Patienten mit chronisch entzündlichen rheumatischen Erkrankungen (Arthritis und Spondylose) wurden methodisch 1–2mal täglich Anwendungen von 10–15 Minuten Dauer mit der Dermapunktur-Massage durchgeführt. Schon frühzeitig konnte ein rascher Wirkungseintritt festgestellt werden aufgrund des wärmenden, entspannenden, aber vor allem schmerzlindernden Effektes der Therapiebehandlung. Entscheidend dafür ist ohne Zweifel eine verstärkte Durchblutung, verursacht durch diese neue Therapiemassage. Dies bewirkt eine Aktivierung des Zellstoffwechsels, speziell im Eiweißabbau, wenn man bedenkt, daß bei Rheumakranken in der Regel eine Übersäuerung des Gewebes (Gelenkschleimhaut) festzustellen ist.

Bei sechs von neun der genannten Fälle, also mehr als 60 %, konnte man eine allmähliche Abschwellung der arthritisch verdickten Gelenke feststellen. Sehr erfreulich war die Verbesserung des Bewegungsumfanges, welche unter anderem auf die oben erwähnte Verringerung der Schmerzen zurückzuführen ist, die die Bewegungsübungen stark beschränkt hatten. Die Behandlung mit Antirheumatika, Psychopharmaka und Analgetika wurde reduziert. Das ermutigt zur Fortsetzung der Studie.

Aufgrund des relativ kurzen Beobachtungs- und Behandlungszeitraumes ist zusammenfassend folgendes festzustellen: eine Verbesserung des subjektiven Befindens sowie eine signifikante Schmerzbehebung mit der daraus resultierenden und nicht zu unterschätzenden Stabilisierung der physischen (mehr Mobilität) und psychischen Gesamtlage. Nicht zuletzt ist die Einfachheit der Therapiemethode zu erwähnen, die eine aktive Beteiligung sowie eine Begeisterung des Patienten selbst in seiner Eigentherapie ermöglichen kann. 14 Tage später:

Bei der schon erwähnten Zahl von neun Patienten konnte in der Zwischenzeit eine Steigerung der Erfolgsquote festgestellt werden (von sechs auf acht). Die positiven Ergebnisse dieser Therapiebehandlung (kombiniert mit anderen Therapieformen wie Krankengymnastik, Basistherapeutika, Immunosoppressiva) wurden bestätigt. So konnte man bei länger andauernder Schmerzlinderung und Abschwellung der verdickten Gelenke wiederholt auffallende Wirkungsmechanismen feststellen; wie zum Beispiel Hyperämie (Durchblutungssteigerung) und Hyperthermie (Bluterwärmung) sowie Erythem (Hautrötung). Diese Symptome sind für den Heilungsprozeß sehr wichtig und gerade die Durchblutungssteigerung ist von primärer Wirksamkeit, da sie nicht nur eine vermehrte Zufuhr (anabolisch), sondern auch eine vermehrte Abfuhr (katabolisch) von Blut zur Folge hat, zugunsten eines optimalen Stoffwechsels.

Neben der subjektiven Befragung, deren Ergebnisse, wie schon erwähnt, eine deutliche Minderung der krankheitsbedingten Beschwerden sind (bzw. eindeutige Besserung des Wohlbefindens und Stabilisierung der psychischen Gesamtlage), wurden am Anfang und nach 60 Tagen (Dauer der laufenden Studie) eine Bestimmung folgender objektiver Blutparameter durchgeführt: BKS, IgG, Albumin und Transferrin. Bei gleichzeitiger Reduktion von Medikamenten (Cortison, Chloroquin) wurde weitgehend eine Normalisierung dieser Parameter bzw. eine Stabilisierung der Immunlage festgestellt. Insbesondere wurde ein Verlauf sinkender Konzentrationen festgestellt bei den Parametern IgG (von 200 IU/ml auf 165), Haptoglobin (von 500 IU/ml auf 280). Bei den Parametern Albumin (von 65 IU/ml auf 95) und Transferrin (von 68 IU/ml auf 85) wurden steigende Konzentrationen festgestellt. Wenn man die Ergebnisse betrachtet, kann die Dermapunktur-Massage zukünftig in der polypragmatischen Therapie bei Rheuma, im Rahmen ganzheitsmedizinischer Maßnahmen, sicher einen wichtigen Platz einnehmen.

Schmerzhafte Muskelverspannungen

Besonders gute Therapieerfolge ergaben sich auf dem Gebiet der schmerzhaften Muskelverspannungen und damit verbundener Folgezustände (Myogelosen, Cervicobrachialgien, Lumbalgien, Insertionstendopathien, Spannungskopfschmerzen, Neuralgien, etc.). Sowohl bei der Behandlung bereits bestehender Beschwerden als auch bei prophylaktischer Anwendung erwies sich die Dermapunktur-Methode als sehr wirkungsvoll.

Auf rheumatischem Sektor führte die regelmäßige Behandlung mit dem Dermapunktur-Massageroller zum Abschwellen arthritisch verdickter Gelenke (z. B. Hand- und Fingergelenke) und zu einer Verbesserung des eingeschränkten Bewegungsumfanges. Auf dem Gebiet der Sporttraumatologie wird die Dermapunktur-Methode ebenfalls mit Erfolg eingesetzt. Auch hier stehen Verspannungs- und Schmerzzustände des Bewegungsapparates im Vordergrund, viele Sportler wenden die Geräte regelmäßig im Trainingsprozeß an, um Verletzungen zu verhindern. Abschließend erscheint es mir noch besonders wichtig zu erwähnen, daß durch die Anwendung der Dermapunktur-Methode die Einnahme von Medikamenten deutlich reduziert werden kann (insbesondere Analgetika, Antiphlogistika/Antirheumatika, ggf. auch durchblutungsfördernde Substanzen).

Zusammenfassend läßt sich zweifellos feststellen, daß die Einführung der Dermapunktur-Methode vor allem in den oben erwähnten Indikationsbereichen zu einer wirkungsvollen Erweiterung des therapeutischen Spektrums geführt hat.

Dermapunktur in der sportärztlichen Betreuung

Da wir Sportler untersuchen und betreuen, haben wir die Geräte vorwiegend bei Sportlern angewendet. Wir haben beobachtet, daß die Anwendung vor dem Sport nur dann zu empfehlen ist, wenn der Sportler an diese trainingsbegleitende Maßnahme gewöhnt ist. Bei erstmaliger Anwendung haben wir eine deutliche Tonusverringerung der Muskulatur beobachtet, welche zwar nach dem Sport sehr erwünscht ist, aber vor dem Sport, und besonders dem Wettkampf, nur bedingt günstig ist.

Bei Skilangläufern und Radfahrern fanden wir deutlich weniger kalte Füße und Hände nach der Anwendung. Wir denken, daß diese Beobachtung mit einer verbesserten Durchblutung der Extremitäten, ausgelöst durch Muskulo-Cutane Reflexe, zusammenhängt. Wäre dies der Fall, so könnte man durch die Rolleranwendung mit einer verbesserten Durchblutung und damit mit einer verbesserten Sauerstoffversorgung rechnen. Der gefundene Effekt erscheint bei älteren Sportlern ausgeprägter zu sein als bei jungen.

Wir können die Dermapunktur-Rolleranwendung nach einem intensiven Training oder Wettkampf als trainingsbegleitende Maßnahme nur wärmstens empfehlen. Unsere Erfahrung reicht nicht aus, um zu behaupten, daß Akutverletzungen vorgebeugt werden kann, aber auf jeden Fall wird von den meisten Anwendern ein sehr wohliges und angenehmes Gefühl nach der Benutzung der Roller beschrieben.

Neben der Anwendung als trainingsbegleitende Maßnahmen im Sinne einer „Revitalisierung" haben wir die Geräte bei Verletzungen und anderen Krankheitszuständen angewendet. Diese reichen von Kopfschmerzen, Verspannungen, HWS-Syndrom, LWS-Syndrom, Tennis- und Speerwerferellenbogen (Epicondylitis) bis hin zur Nachbehandlung von Verletzungen verschiedenster Art, etwa z. B. Distorsionen der Sprunggelenke.

Da man die Behandlung nicht als Doppelblindversuch aufziehen kann, ist man nur auf eine mehr oder minder stark beeinflußte subjektive Beurteilung angewiesen. In diesem Sinne kann ich dem Roller nur das höchste Lob aussprechen. Er ist eine echte Bereicherung für den medizinischen Sportbetreuer, auf die wir auch gerne in der Zukunft zurückgreifen möchten. Sehr gute Erfahrungen haben wir mit einer Kombinationsbehandlung von Dolobene Gel® (Firma Merckle, Ulm) und den Dermapunktur-Anti-Schmerzrollern gemacht.

Vergleicht man die Dermapunktur-Anti-Schmerzroller z.B. mit einem Ultraschallgerät, so hat man Riesenvorteile, was Transport, Einfachheit der Anwendung und Kosten anbelangt.

Eine Befragung von 3000 zufällig ausgesuchten Anwendern von METEG-Dermapunktur-Massagegeräten ergab nach Auswertung der Rückläufe folgende Ergebnisse:

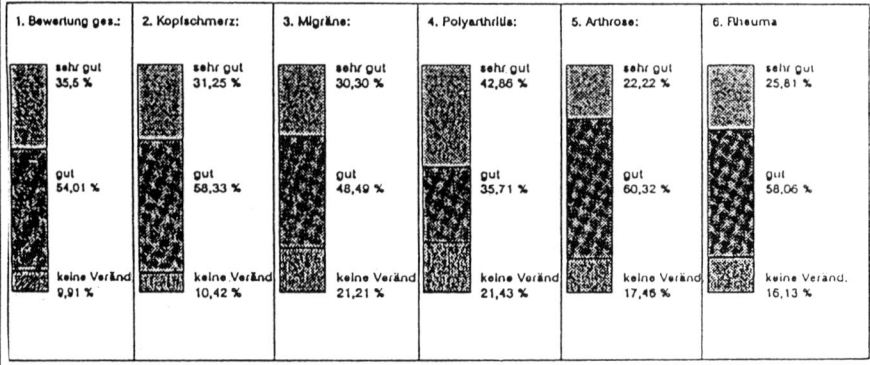

Bei Überprüfung der Aussagen, die keine Veränderung meldeten, zeigte sich, daß in nahezu allen Fällen von den Anwendern die im Prospekt aufgeführten Benutzungshinweise nicht beachtet wurden. Die Erfolgsquote dürfte daher bei richtiger Handhabung noch größer sein, als die oben aufgeführten Werte.

Die Altersstruktur der Anwender setzt sich wie folgt zusammen:

Altersgruppe	männlich	weiblich	gesamt
unter 21 Jahre	0,44 %	0,34 %	0,38 %
21 bis 30 Jahre	0,88 %	2,01 %	1,53 %
31 bis 40 Jahre	3,98 %	5,71 %	4,96 %
41 bis 50 Jahre	19,04 %	20,46 %	19,85 %
51 bis 60 Jahre	26,55 %	25,16 %	25,76 %
61 bis 70 Jahre	23,89 %	26,17 %	25,19 %
älter als 70 Jahre	5,75 %	3,69 %	4,58 %

Neben den oben genannten Bereichen wurden die METEG-Dermapunktur-Massagegeräte von den Benutzern außerdem bei den verschiedensten Schmerzzuständen und Krankheitsbildern eingesetzt. Frauen nutzen den Dermapunktur-Roller 200 zur Behandlung von Cellulite und erzielten folgende Ergebnisse:

sehr gut: 54,55 %   gut: 36,38 %   keine Veränd: 9,09 %

Abb. 42:
Retrospektive Bewertung der Dermapunktur-Behandlung durch Anwender

Literaturverzeichnis

(1) J.M. RIBBAT
Bericht vom DRK-Schmerzzentrum Mainz vom 22.9.92

(2) K.H. TACHIKI, R. GROVE u. E. WEILER
Brain and Pain-Study on Dermapoint, Research Report Univ. Cal. Los Angeles, 27.10.1989

(3) K.H. TACHIKI
Report on acute responses to Dermapoint massagerollers, Int. Cong. Amer. Pain Soc. Phoenix/Arizona, Okt. 1989

(4) M. RIMPLER u. Chr. RIMPLER
Die Cellulite aus kosmetischer Sicht betrachtet, Kosmetik-J., Heft 2, (1991), 42 – 46

(5) Chr. LAMBERTZ u. M. RIMPLER
Cellulite-Studie „Kreis Altenkirchen", Med. Hochschule Hannover 1989

(6) W. LARBIG
Schmerz: Grundlagen-Forschung-Therapie (1982), Verlag W. Kohlhammer Stuttgart, Berlin, Köln, Mainz

(7) H. BARTELS u. R. BARTELS
Physiologie, Lehrbuch und Atlas, 4. Aufl. (1991) 49 – 54 u. 265 – 293, Verlag Urban & Schwarzenberg, München, Wien, Baltimore

(8) D. VOET u. J.G. VOET
Biochemie, Übers. H. von A. Maelicke u. W. Müller-Esterl (1992) 711 – 712, insbesonders 1188 – 1189, VCH-Verlagsges. m.b.H. Weinheim, New York, Basel, Cambridge

(9) H. BADER
Lehrbuch der Pharmakologie und Toxikologie (1982) 79 – 132. Transmitter in: Ed. Medizin, Weinheim, Deerfield Beach (Florida), Basel

(10) M. RIMPLER
Dermapunktur, eine neue Möglichkeit der Schmerzbehandlung, Biol. Med., 19, (1990) 370 – 373

(11) H. FLOR, N. BIERBAUMER u. U. BUETTNER
Ausweg aus dem Teufelskreis, Chronische Schmerzen therapiert, Forschung – Mitteilungen der DFG, Heft 1, (1992) 19 – 20

(12) M. RIMPLER
Dermapunktur – eine neue Möglichkeit zur Schmerzbehandlung, 3. Ahlener Schmerzsymposium 27.– 29.3.1992

(13) MSD Sharp & Dohme GmbH, München
MSD-Manual der Diagnostik und Therapie, Wichtige neurologische Symptome und ihre Behandlung: Schmerz, 4. Aufl., (1988) 2267−2288, Urban & Schwarzenberg, München, Wien, Baltimore

(14) H. BAAR
Neues zur Behandlung der Migräne, Präsident Bundesverband deutscher Schmerzhilfe, Die Schmerzhilfe III/89, 2000 Hamburg

(15) K. LANGBEIN, H.P. MARTIN, P. SICHROVSKY u. M. WEISS
Bittere Pillen, Nutzen und Risiken der Arzneimittel, Ein kritischer Ratgeber, 1. Kap. Schmerzen (1983) 29−66, Verlag Kiepenheuer & Witsch, Köln

(16) A. SCHALLE
Die Kneipp-Kur, Therapie, Anwendung, Erfolg, Franz Ehrenwirth Verlag, München

(17) M.B.E. ERIKSSON u. B.H. SJÖLUND
Transkutane Nervenstimulierung zur Schmerzlinderung, 3. Aufl. 1989, VfM − Dr. E. Fischer, Heidelberg

(18) H. GILLMANN
Physikalische Therapie, 3. Aufl. 1971, dtv − Wissenschaftliche Reihe, Thieme Verlag Stuttgart

(19) G. BEHNISCH, S. BÜTTNER, A. DRÄHNE, G. NIEDEGGEN, S. PREIS, L. RUKAVINA, U.H. SCHAMELL, G. STEINHOFF, F. STRATMANN, M. TIEDEMANN, M. VON UNGER-STERNBERG u. V. VAIDYA
Klassische Homöopathie in: Dokumentation der besonderen Therapierichtungen und natürlichen Heilweisen in Europa, Bd. I, 1. Halbband, (1991) 343−495, ZDN Zentrum zur Dokumentation für Naturheilverfahren e.V., FFB Forschungsinstitut Freie Berufe, VGM-Verlag, Lüneburg

(20) H.G. JAEDICKE
Dr. Schüßlers Biochemie, Alwin Fröhlich Verlag, Bad Vilbel, 20. Aufl. 1989

(21) G.A. ULMER
Ernährung mit Vernunft, Günter A. Ulmer Verlag, Tuningen, 3. Aufl. 1992

(22) J. GLEDITSCH
Traditionelle chinesische Medizin II in: Dokumentation der besonderen Therapierichtungen und natürlichen Heilweisen in Europa, Bd. I, 2. Halbband, (1991) 905−1035, ZDN Zentrum zur Dokumentation für Naturheilverfahren e.V., FFB Forschungsinstitut Freie Berufe, VGM Verlag, Lüneburg 1991

(23) F.R. BAHR
Akupressur, Erfolgreiche Selbstbehandlung bei Schmerzen und Beschwerden, Mosaik-Verlag, München, 1976

(24) E. R. BUSER
Carl Baunscheidt und Dermapunktur, MedOrganica **16**, (1992) 78−79

(25) G. KIRCHNER
Baunscheidt, Die Akupunktur des Westens, Ariston Verlag Genf, 1976

(26) Was Sie über den Schmerz wissen sollten, Schmerztherapeutisches Kolloquium, Pharma Verlag GmbH Frankfurt, 1990

(27) R. MELZACK u. P. D. WALL
Pain mechanism: a new theory, Science **150**, (1965) 971−979

(28) B. D. NALIBOFF u. K. H. TACHIKI
Autonomic and skeletal muscel responses to nonelectrical cutaneous stimulation, Perceptual and Motor Skills **72**, (1991), 575−584

(29) K. A. LEHMANN
Der postoperative Schmerz, Bedeutung, Diagnose und Behandlung, 1. Aufl. 1990, Springer Verlag, Berlin, Heidelberg, New York

(30) G. SCHWEISFURTH
Massage-device (Erf. G. Schweisfurth) US-Patent 4.993.408 v. 19.12.1991, Foreign Appl. Priority Data 11. Nov. 1983, Fed. Rep. Germany; Massagegerät G. Schweisfurth (Erf. G. Schweisfurth) European Pat. 0142 132 v. 02.05.1990, Anmeldetag 11.11.1983 DE

(31) R. WEINER
Pain release by Dermapoint (1992) Statement American Academy of Pain Management, Albuquerque, New Mexico, USA

(32) H. LIPPERT
Lehrbuch Anatomie, 2. Aufl. (1990) 73−83, Urban & Schwarzenberg, München, Wien, Baltimore

(33) S. SILBERNAGEL u. A. DESPOSITOS
dtv-Atlas der Physiologie (1979) 20−58 u. 252−273, G. Thieme Verlag Stuttgart u. Deutscher Taschenbuch Verlag München

(34) M. RIMPLER
Dermapunktur − eine neue Methode zur gezielten Schmerzbehandlung, Phys. Rehab. Kur. Med. **3**, 61−64 (1993)

(35) B. ALBERTS, D. BRAY, J. LEWIS, M. RAFF, W. ROBERTS u. J. D. WATSON
Molekularbiologie der Zelle, Übers. von L. Jaenicke, 1. Aufl., (1986) 1186−1223, VCH-Verlagsges. m.b.H., Weinheim

(36) S. H. SNYDER
Opiate Receptors and internal opiates, Sci Ann **236** (3), (1977) 44−56

(37) J. KLEIN u. A. BLARR
Therapie chronischer Schmerzen in der Orthopädie mit Dermapunktur, Biol. Med. **20**, S. 823−828 (1991)

(38) Triggerpunkte und Myogelosen, Schmerz und Neuraltherapie, 40. Jahrestagung der Vereinigung Nordwestdeutscher Orthopäden e.V., 1991

(39) H. K. BEECHER
The powerful placebo, J. Amer. Med. Ass. **159**, (1955) 1602−1606

(40) J. KLEIN
Posttraumatische Schmerzen. Ursache und Behandlung, MedOrganica **16**, (1992) 52−53

(41) P. M. JENSEN, P. KAROLY u. S. BRAVER
The measurement of clinical pain intensity: a comparison of six methods, Pain **27** (1), (1986) 117−126

(42) M. RIMPLER
Dermapunktur in der Kosmetik. Cellulite-Behandlung mit dem Dermapunkturgerät, BEAUTY (1989) Heft 4, 74−76

(43) M. RIMPLER u. CHr. LAMBERTZ
Cellulite treatment − a problem between microangiopathy and malfunction of matrix tissue, MATRIMED '90, 2. Internat. Congress Matrix Soc., Alexandropoulis, Greece 30.05.−01.06.1990 (1990)

(44) M. RIMPLER, Chr. LAMBERTZ and Chr. RIMPLER
Cellulite − a problem between microangiopathy and malfunction of matrix, in: Normal Matrix and pathological conditions, (1992) 67−76, Herausg.: H. Heine und P. Anastasiadis, G. Fischer Verlag Stuttgart, Jena, New York

(45) F. NÜRNBERGER
Krankheiten des subkutanen Fettgewebes, in: Dermatologie in Praxis und Klinik, (Herausg.: G. W. Korting) Bd. III, (1979) 33.1−33.38, Georg Thieme Verlag Stuttgart

(46) S. B. CURRI
Zellulitis oder Panniculopathia oedemato-fibrosclerotica (Liposklerose): Ein nosologisches Problem, in: „Manuelle Lymphdrainage nach Dr. Vodder", Referate 1984, Bd. 1 1984 (1987) 9−42, Haug Verlag Heidelberg

(47) S. B. CURRI
Ödem, Lymphödem und perivaskuläre Grundsubstanzen Bd. II (1988), Haug Verlag Heidelberg

(48) M. RIMPLER
Cellulite − Das Ass gegen Cellulite: Die Dermapunktur, Cosmetic FORUM Heft 5, (1990) 10−12

(49) S. LEMKE
Cellulite, Ursachen und Behandlungsmöglichkeiten aus der Sicht einer Studie mit Probanden, S. Lemke, Hausarbeit, Erste Staatsprüfung Univ. Hamburg 1991

Register

Acetylsalicylsäure 38
Achillessehnenreizung 13, 85, 87
Aegypter 9
Akupressur 45, 56
Akupunktur 10, 44, 45, 56
Allergien 83, 115, 116
Alpha-Wellen 11, 48, 50, 52, 104
Analgetika 22, 38, 39
Androgen 113
Angstgefühl 9
Antigen-Antikörper-Reaktion 35, 36
Antikörper 82, 83
Anti-Schmerzroller 2, 10, 11, 13, 59
Arthritis 34
Arthrose 30, 35, 37, 43, 148
Arzneimittel 9
Arzneimittelmißbrauch 33, 57
Aspirin 38
Atmung 9
Atrophie 93
Axon 14

Bandscheibenschäden 29, 30, 31, 127
Baunscheidt, Carl 45
Baunscheidt'sche Behandlung 45
Bechterew-Krankheit 35, 137, 138
Besenreiser 114, 116, 118
Bewegungstherapie 40
Bindegewebe 13, 40, 96, 97, 98, 100, 101, 102, 104, 107, 112, 116
Bindegewebsstruktur 96, 97
Biochemische Heilweise 42
Blutdruck 9, 44, 76
Blutgefäße 77, 79, 95, 99, 100, 102, 115
Blutzirkulation 9

Cellulite 8, 13, 56, 93, 94, 95, 96, 97, 99, 100, 101, 102, 103, 104, 105, 107, 109, 111, 112, 114, 115, 116, 117, 118, 120, 123, 125, 126, 148
Cellulite-Stadium 95
Chirotherapie 32, 41
Corium 13, 92, 96, 97, 99, 101

Darmträgheit 100
Depression 22, 104

Dermapunktur 7, 8, 10, 11, 12, 13, 24, 26, 29, 37, 46, 49, 55, 69, 71, 74, 75, 102, 104, 105, 107, 109, 117, 120, 122, 127
Dermapunktur-Anwendung 12, 13, 22, 32, 34, 47, 50, 51, 53, 55, 56, 57, 59, 62, 65, 66, 71, 76, 77, 79, 81, 85, 88, 91, 93, 102, 104, 107, 109, 117, 120, 124, 125, 128
Dermapunktur in der sportärztl. Betreuung 146
Dermapunktur-Roller 59, 60, 61, 85
Dilatation 78
Doping, körpereigenes 13
Droge Arzt 17, 22
Durchblutung 56, 79, 91, 105, 116, 119
Durchtrennung von Nervenbahnen 10

Einsatzmöglichkeiten von Dermapunktur 63, 64
Eiweißverwertungsschwäche 42
Elektroakupunktur 45
Elektroencephalogramm (EEG) 11, 48, 50, 51, 71
Elektromyogramm (EMG) 48, 49, 50, 72, 73, 89
Elektrotherapie 30, 40, 41
Elhaney, James Mac, Dr. 55
Endorphine 19, 21, 22, 26, 41, 45, 70, 71, 104
Entzündung der Bizepssehne 132
Epidermis 92, 97, 107
Erbrechen 9, 27
Ergotamin 28
Ergotismus 28
Ernährungstherapeutische Maßnahmen 42
Erythrozyten 81

Faber, B., Dr., 55
Fasten 44
Feedback-Mechanismen 71
Fettdepot 97
Fettgewebe 92, 97, 105, 114, 117, 118
Fettkammersysteme 94, 97, 98, 99
Fettsäuren 99, 101
Fettzellen 13, 96, 97, 98, 99, 100, 103
Flor, Herta, Dr. 23

Gangrän 28
Gate-Control-System 41, 49, 69, 70, 71

Gefäßerweiterung 28
Gefäßsystem 13, 93
Gehirn 22, 26, 32, 33
Gelenkentzündungen 29, 34
Gelenkrheumatismus 35, 136
Gelenkschmerzen 29, 40
Gianoli, Augusto C. 7
Gicht 37, 43
Gürtelrose 32

Hämodynamik 99
HLA-B 27-Antigen 34, 36
Halswirbel 32
Harnsäure 43
Harnsäurespiegel 37
Haut 44, 59, 75, 77, 93, 104, 110, 111, 115, 117
Hautdurchblutung 11
Hautfärbung 118, 119
Hautimmunsystem 66, 83
Hautleitfähigkeit 49, 50, 78
Hautreiz- und Stimulierungsbehandlung 44
Hautreizung 49
Hauttemperatur 11, 49, 50, 77
Head'sche Zonen 74, 75
Heilfasten 44
Herzfrequenz 9, 76
Hexenschuß 29
Hildebrandt, Prof. 32
Hinterhorn 69
Hirnrinde 16, 17
Hirnströme 11
Histamin 82
Homöopathie 41;
Hydrotherapie 40
Hyperkeratosen 94
HWS-Syndrom 32, 90, 127

Immunabwehr 35
Immundefekt 35
Immunsystem 81, 82, 83, 107, 116
Ischämie 116, 117
Ischias 20, 31, 137

Kapillaren 77, 78, 98, 99, 100, 102, 115, 116
Klein, J., Dr. 8, 71, 76, 88
Kneipp-Kur 40
Knochenschwund 43
Kollagenfasern 97
Kombinationspräparate 25, 28
Kontrazeptiva 100, 112
Kopfschmerzen 9, 23, 25, 26, 27, 62, 71, 131, 148

Kopfschmerzmittel 25
Kosmetik 13
Krämpfe am Oberarm 134
Krafttraining 12
Kreuzschmerzen 23, 29, 30, 31, 32
Kybernine 21

Leberzirrhose 20
Lemke, Sabine 8
Limbisches System 16
Lumenverengung 98
Lymphdrainage 91
Lymphfluß 13, 79, 102, 105
Lymphgefäße 80
Lymphknoten 79, 80
Lymphozyten 81, 82, 99
Lymphsystem 79, 80, 81, 95, 100, 101
Lysergsäure 28

Markscheide 14, 16
Massage 32
Massagetechnik 11
Matratzenphänomen 94, 95, 96
Matrix 12, 13, 56, 79, 105, 107
Membrandurchlässigkeit 99
Meridiane 44, 45
Metabolismus 99
Metaboliten 77
Migräne 9, 25, 26, 27, 28, 29, 55, 62, 77, 127, 128, 129, 130, 148
Milz 81
Morphin 21
Mucopolysaccharide 101
Muskelaktivität 49, 50
Muskelentspannung 48, 50, 56, 76
Muskelschmerzen 32, 34, 145
Muskelspannung 39, 48, 76, 88, 145
Muskelverhärtung 12, 74, 89, 90
Muskulatur 11, 12, 27, 30, 85, 88
Mutterkorn 28
Myogelosen 74, 77, 89

Nahrung 42
Naturheilverfahren 41
Nervenbahnen 19
Nervenendigungen 14, 15
Nervenfasertypen 14, 16, 20, 21, 30
Nervenreflexe 59, 66
Nervenschmerzen 32
Nervensystem 10, 11, 15, 18, 22, 49, 50, 76, 104

Nervenwurzel 31, 33
Nervenzellen 18, 26, 69
Neuralgie 23, 32, 33
Neurome 33
Neuropeptide 19, 83
Neurotransmitter 19, 26, 28, 45
Nickol, Herbert 7
Noxe 15, 17
Nozizeptoren 15

Obsttage 44
Oedeme 93, 94, 105, 108, 125
Opiate 21, 69, 71
Orangenhaut 93, 94, 96, 115
Osteoporose 30

Paracetamol 38
Peptide 82
Phantom-Schmerz 23, 34
Physiotherapeutische Behandlung 40
Placebo-Effekt 22, 49, 51
Polyarthritis 35, 42, 135, 148
Polyneuritis 33
Polyneuropathie 33, 141
Progesteron 100
Purin-Basen 43

Raphekerne 69, 70
Reflexzonen 62, 66
Regenerationsphase 11
Regulationsstörungen 35
Reinigung der Roller 62
Reizschwelle 21
Reizübertragung 15, 103
Reizverarbeitung 16
Reizwirkung 13, 15, 18, 32, 74, 82, 102, 103
Rezeptoren 10, 20, 28, 59, 67, 75, 77, 92, 102, 103, 104
Rheumatische Schmerzen 34, 55, 136, 143, 148
Ribbat, J.M., Dr. 8, 10, 71
Rimcell-Produkte 107, 109, 117, 119, 123
Rimcell-Systempflege 119, 120, 122, 124
Rimpler, Christian, Dr. 8
Rimpler, M., Prof., Dr. 8
Rohkosttage 44
Rückenmark 16, 17, 19, 21, 31, 33, 69, 70, 71, 74
Rückenschmerzen 9, 13, 29, 55, 133

Schleudertrauma 142
Schmerz, akuter 22

Schmerzbehandlung 24, 38
Schmerzempfinden 9, 19, 20, 21, 22
Schmerzen 7, 9, 11, 15, 20, 24, 25, 27, 44, 66, 89, 104
Schmerzen, chronische 9, 22, 23, 24
Schmerzen in der Hüfte 139
Schmerzerfahrung 22
Schmerzforschung 11, 29, 33, 49
Schmerzhemmsystem 11, 69, 70
Schmerzinformation 11, 17
Schmerzlinderung 38, 41, 58, 91
Schmerzmeldesystem 10, 22
Schmerzmittel 25, 39
Schmerzpatienten 11, 39
Schmerzproduzierendes System 23
Schmerzreiz 9, 16, 19
Schmerzrezeptoren 15, 16, 46
Schmerzsyndrom 88, 89, 127
Schmerztherapie 40
Schmerzwarnsystem 16
Schmerzzentrum 7
Schnürring 14
Schultermuskelverletzung 132
Schwannscher Kern 14
Sehstörungen 27
Serotonin 19, 26, 28, 45
Selbstbehandlung 56, 57
Selbstheilungskräfte 59, 66, 88, 91
Septen 96, 99
Sklerodermie 99
Sklerotisierung 95
Spannungskopfschmerz 27, 77, 127, 128, 131, 141
Sportärztl. Betreuung 7
Sportlerfit 85
Sportverletzungen 13
Stoffwechselprodukte 12
Streßbelastung 20, 29, 39, 83, 100
Stumpfschmerz 23, 33
Subcutis 13, 92, 96, 97, 98, 99, 101, 102, 126
Substantia gelatinosa 17, 69, 70, 71
Substanz P 19
Süßigkeiten 27
Symptom 9, 15, 93, 94
Synapsen 19, 69

Tachiki, Ken, Prof. 7, 11, 51, 52
Tennisellenbogen 13, 88, 89
Testosteron-Östrogenspiegel 100
Transkutane-Elektrische-Nerven-Stimulation (TENS) 41, 49, 50
Trigeminus-Neuralgie 32

Trigger-Punkte 74
Trümmerfraktur des oberen Sprunggelenks 133
Tumore 23, 30

UCLA (University of California, Los Angeles) 11, 49, 51, 56, 77
Übelkeit 9
Übergewicht 43, 100, 110, 119
Unterhaut 93, 111, 117, 118

Vasomotion 99
Venen 99

Vorderarmbruch 135

Wessinghage, Thomas, Dr. 7, 8
Wirbelsäule 29, 31, 32, 36, 41, 91
Wirbelsäulenarthritis 134
Wirbelsäulenschäden 30, 31, 44,
Wirbelsäule, Verschleißerscheinungen 140
Wirkung der Dermapunktur 66, 68

Zentralnervensystem 21, 45, 52, 67
Zigarettenrauchen 20, 25, 100, 119
Zyanose 115, 116

Im gleichen Verlag erschienen:

G. A. Ulmer

Gib deiner Seele Schwingen und deinem Herzen neue Kraft!

Wenn wir die heutige Situation, in die wir hineingeboren wurden, betrachten, könnten wir versucht sein, alles grau in grau zu sehen. Vieles könnte uns bedrücken und belasten, könnte uns verzweifelt und mutlos machen.

Doch wir dürfen nicht nur die Seite sehen, die von außen auf uns zukommt, sondern sollten auch die andere Seite sehen, die von uns selbst ausgeht. Wir haben es persönlich in der Hand, unsere Einstellung und unser Leben grundsätzlich positiv zu verändern.

Viele Menschen haben ihre Probleme, die eigentlich nur Herausforderungen sind, durch innere Herzenskräfte und den Glauben an das Gute überwinden können.

Dieser Bildband will Anregungen geben, damit die Seele schwingen lernt und das Herz neue Kräfte findet. Lösen wir die Fesseln der Vergangenheit, entwickeln wir den Glauben, haben wir acht auf unsere Gedanken und bringen wir Sonne in unser Leben.

Wenn wir auf die Botschaft unseres Körpers hören, unseren Geist nicht mit den Sorgen für morgen beschweren, ja sagen zum Leben, dann finden wir unser wahres Selbst und entwickeln die Freude.

So können wir ein sinnvolles und glückliches Leben selbst gestalten und werden die Kraftquelle finden, die von uns ausstrahlt und die auch wieder auf uns zurückkommt.

64 Seiten, Format 22,5 ×17,5 cm, 15 großform. Farbbilder, geb., ISBN 3-924191-58-1

Günter Albert Ulmer Verlag · Postfach 40 · 78609 Tuningen

Im gleichen Verlag erschienen:

G. A. Ulmer
Ernährung mit Vernunft
Wer nach einer gesunden Ernährung strebt und sich darüber Klarheit verschaffen will, sollte dieses Buch lesen.
208 Seiten, 29 Abb., 100 Rezepte. ISBN 3-924191-12-3

G. Radke
Reisdiät — Gleichgewichtsdiät mit Aufbaukost
In diesem Buch der erfahrenen Ernährungstherapeutin Gertraud Radke wird die Reisdiät in allen Einzelheiten beschrieben, ebenso auch die Aufbaukost.
120 Seiten, brosch. ISBN 3-924191-43-3

G. A. Ulmer
Die besonderen Heilkräfte von Hafer und Hirse
Hafer und Hirse zeichnen sich durch ihren Reichtum an Vitaminen und Mineralien, Faserstoffen und Spurenelementen nicht nur als Vollwertnahrung, sondern auch als Heilnahrung aus. Kranke mit Schädigungen der Knorpelgelenke und Arthrose haben durch Einnahme von Hirseflocken Hilfe erfahren.
64 Seiten, 13 Grafiken, ISBN 3-924191-46-8

G. A. Ulmer
Gesund und schön durch Heilerde
Heilerde ist auch ein energetisches Mittel und ein ausgezeichnetes Kosmetikum für Haut- und Haarpflege. In diesem Buch werden die wertvollen Wirkstoffe und die vielen Anwendungsmöglichkeiten der Heilerde sowie auch neue Erkenntnisse über Stoffwechselregulierung, Stärkung des Immunsystems und Vermeidung von Allergien aufgezeigt.
80 Seiten, Format 14 × 21 cm, brosch. ISBN 3-944191-51-4

G. A. Ulmer
Der Apfel als Quelle Ihrer Gesundheit!
Der Apfel als Bestandteil einer vollwertigen Ernährung. Der Apfel als Vitalstofflieferant. Der Apfel als Vitamin-C-Träger. Der Apfel als Darmregulierungsmittel. Der Apfel für die schlanke Linie. Der positive Einfluß des Apfels auf die Haut und das Gemüt. Bekannte und unbekannte Apfelsorten. Tips für die Lagerung. Die Apfelküche. Sinnvolle Apfelrezepte schließen das Buch ab.
80 Seiten, Format 21,5 × 13,5 cm, 13 Graf. und Abb., brosch. ISBN 3-924191-60-3

Lotz/Ulmer
Einführung in die Bau- und Wohnökologie
In diesem Buch werden die Bauökologie, ökologische Bauplanung, ökologische Baustoffe, ökologische Haustechnik und Raumausstattung sowie die Zusammenhänge der Wohnökologie verständlich dargestellt.
192 Seiten, brosch., 13 Abb., 57 Grafiken. ISBN 3-924191-20-4

Dr. Sigrid Lechner-Knecht
Kommt und erlebt die Wunderwelt des Waldes
Dieses Buch gibt einen Einblick in die Zusammenhänge der Natur und in unsere gesamte Mitwelt und ist ein Brückenschlag zur Ganzheit der Schöpfung. Im zweiten Teil des Buches sind viele interessante Waldspiele für Kinder.
256 Seiten, brosch., 58 Abb. und Grafiken. ISBN 3-924191-37-9

G. A. Ulmer
Unser Wald darf nicht sterben!
Ein Bildband mit 50 großformatigen Farbaufnahmen und 11 Grafiken. Der Bildband informiert über alle bekannten und noch wenig bekannten wichtigen Einzelheiten zum Thema „Waldsterben".
96 Seiten, brosch. ISBN 3-924191-01-8

G. A. Ulmer
Wirksamer Vogelschutz im Garten und ums Haus
In diesem Buch werden Hinweise gegeben für Nisthilfen und für die Gestaltung eines geeigneten Lebensraumes für Vögel. Ebenso auch für die Winterfütterung. Vogelschutz ist Lebensschutz.
64 Seiten, brosch., 20 Abb. ISBN 3-924191-33-6

G. A. Ulmer
Vom wahren Sinn des Lebens
Anhand biblischer Beispiele wird in diesem Buch der Versuch unternommen, ein Modell für ein neues Denken zu zeigen, das ökumenisch und ökologisch sein muß und die Grundlage für eine Zukunft des Friedens bietet.
128 Seiten, brosch., 178. Abb. ISBN 3-924191-03-4

Günter Albert Ulmer Verlag · Postfach 40 · 78609 Tuningen